超入門！
スラスラわかる
リアルワールド
データで
臨床研究 第2版

東京大学大学院
医学系研究科教授

康永 秀生
YASUNAGA Hideo

はじめに

　リアルワールドデータ（Real World Data, 以下 RWD）とは、日常の保健・医療・介護の現場で記録され蓄積されている患者等のデータの総称である。ランダム化比較試験のような特殊環境ではなく、まさに現実の世界を反映したデータである。

　筆者は臨床疫学のプロフェッショナルである。筆者の研究グループは、RWD を用いた臨床研究で毎年 100 本以上の英文原著論文を出版し続けている。本書『超入門！　スラスラわかるリアルワールドデータを用いた臨床研究　第 2 版』では、筆者の経験を活かし、臨床医学・疫学・統計学の知識を背景として、データベース構築から論文執筆まで、RWD を用いた臨床研究の具体的・実践的な方法論を解説する。

　本書の初版は 2019 年 8 月に上梓された。初版の序文で筆者は、「日本の RWB を用いた臨床研究はその端緒についたばかりである」と書いた。それから 5 年余り、RWD の注目度は高まる一方である。官民ともに RWD の整備を加速させ、利用可能な RWD が増えている。RWD を用いた研究は増加し、データサイエンティストの養成も着実に進んでいる。

　国は、公的な患者レジストリーや保険データベースの構築および利用者範囲の拡大を進めてきた。アカデミアだけでなく民間企業も利用可能な公的 RWD が増加した。さらに国は、データベース間のリンケージも進めている。2024 年 11 月現在、匿名医療保険等関連情報データベース（NDB）、要介護認定情報・介護レセプト等情報（介護 DB）、匿名診療等関連情報データベース（DPCDB）、匿名感染症関連情報データベース（感染症 DB、iDB）は、相互に連結可能となっている。指定難病患者データベース、小児慢性疾病児童等データベースも民間利用が可能になり、さらに今後 NDB との連携も予定されている。

　アカデミアにおける RWD の利活用も着々と発展を続けている。各学会や学術団体がこぞって独自の患者レジストリーの構築・運用を進めたり、保

険データベースの利活用を進めたりしている。日本外科学会の NCD を筆頭に、日本整形外科学会の JOANR、日本集中治療医学会の JIPAD、日本外傷学会の外傷データバンク等々、多くの患者レジストリーが着実に実績を挙げている。いくつかのデータベース関連企業が、健診・レセプト情報や DPC データのみならず、一部の電子カルテデータも収集し、アカデミアだけでなく民間企業にもデータを提供している。このように日本の RWD は、まさに百花繚乱の時代に突入している。

　5 年以上を経て、本書初版の内容はかなり古くなった。本書『超入門！スラスラわかるリアルワールドデータを用いた臨床研究　第 2 版（パワーアップ改訂版）』は、上記のような時代の流れを踏まえ、新規の情報を豊富に盛り込んだ大増補改訂版である。

　本書の第 1 章「リアルワールドデータとランダム化比較試験」においては、RWD の定義を示すとともに、様々な RWD の類型を紹介する。さらに RWD を用いた臨床研究の意義、特にランダム化比較試験との相対関係や役割分担、RWD 研究の利点と限界について解説する。

　第 2 章「患者レジストリー」、第 3 章「保険データベース」、第 4 章「電子カルテデータの活用」においては、初版から内容を一新し、RWD の各類型について、データベースの概要、データの利用可能性、研究事例などを紹介する。さらに第 5 章「民間企業によるリアルワールドデータ利活用」を追加した。

　他のすべての臨床研究と同様に、RWD を用いた臨床研究においても、（ⅰ）研究デザイン、（ⅱ）データ解析、（ⅲ）論文執筆というステップを踏む。本書では、RWD を用いた臨床研究に特化して、これら 3 つのステップそれぞれの Tips & Tricks を伝授する。具体的には、第 6 章「リアルワールドデータを用いた研究の実践」において、RWD を用いた研究におけるテーマ設定、PECO の定式化と FINER のチェック、潜在的交絡因子のリストアップ、観察データに対処する統計手法、などについて実例とともに解説する。第 7 章「リアルワールドデータ研究の論文投稿」において、RWD を

用いた研究の報告ガイドラインである RECORD 声明を紹介し、さらに査読
への対処法について実例に基づいて解説する。

　なお、本書の 1 冊のみで、臨床研究の方法論についてすべて網羅できる
わけではない。上記 3 つのステップに関する詳細は、他書を参照されたい。
手前味噌で恐縮ながら、研究デザインについては拙書『できる！　臨床研究
最短攻略 50 の鉄則』（金原出版）、データ解析については拙書『できる！
傾向スコア分析』（金原出版）、『医学論文の難解な統計手法が手に取るよう
にわかる本』（金原出版）、論文執筆については拙書『必ずアクセプトされる
医学英語論文 完全攻略 50 の鉄則』（金原出版）を、必要に応じて参照され
れば、本書の理解をさらに深められるだろう。

　本書の読者対象は、臨床研究を志すすべての臨床家・臨床研究者、当該領
域に関心のある企業（製薬・医療機器メーカー等）の従事者、国・自治体等
の医療政策担当者である。

　本書を通じて、RWD を用いた臨床研究がいっそう隆盛し、日本発のリア
ルワールドエビデンスが世界に向けて発信され続けることを願ってやま
ない。

2024 年 11 月

東京大学大学院 医学系研究科 教授

康永秀生

目次

はじめに ········· i

第1章　リアルワールドデータとランダム化比較試験 ········· 1

1. リアルワールドデータとは ········· 2
「医療ビッグデータ」と「リアルワールドデータ」／患者レジストリー／保険データベース／電子カルテデータ等を含むデータベース

2. RCT と RWD ········· 6
RCT の優位性／RCT の問題点／RCT vs RWD

Column：80 歳以上を対象とした RCT ········· 11

Column：プラグマティック臨床試験 ········· 14

3. エビデンスのレベル ········· 16
「観察研究だから質が低い」という誤解／GRADE システム

第2章　患者レジストリー ········· 23

1. 患者レジストリーとは ········· 24

2. 既存の患者レジストリー ········· 26
公的レジストリー／アカデミック・レジストリー

Column：予防接種情報・発生届・レセプト情報の連結 ········· 29

3. 患者レジストリーの新規構築 ········· 37
リサーチ・クエスチョンの募集とブラッシュアップ／多施設からのデータ収集と解析／本レジストリーの利点

第3章　保険データベース ········· 43

1. 保険データベースの研究利用 ········· 44
アメリカの医療保険制度と保険データベース／日本の医療・介護保険制度の外用／レセプト／日本の保険データベースの類型

2. NDB ········· 48

NDB とは／NDB の研究例／NDB オープンデータ

Column：NDB 申請における禅問答 ································· 54

3. 介護 DB ··· 56
介護 DB とは／介護保険制度の概要／介護 DB に含まれる
情報／介護 DB を用いた研究の実践

4. 民間の保険データベース ······································· 61
JMDC データ／DeSC データ

5. DPC データ ··· 67
DPC データとは／DPC のデータ項目／DPC データを用
いた臨床研究

Column：アメリカの National Inpatient Sample ········· 72

Column：癒着剥離 ··· 79

6. バリデーション研究 ··· 81
保険データベースにおける病名の妥当性／妥当性の指標／
バリデーション研究の実例／バリデーション研究の引用

Column：バリデーション研究のすすめ ····················· 86

第4章　電子カルテデータの活用 ······························· 91

1. 電子カルテデータを含むデータベース ·················· 92
MID-NET ／国立病院機構データベース／徳洲会メディカ
ルデータベース／電子カルテデータを含むデータベースを
用いた研究例

2. 次世代医療基盤法 ··· 98
次世代医療基盤法とは／次世代医療基盤法の改正

第5章　民間企業によるリアルワールドデータ利活用 ········ 101

1. 薬事上の意思決定における RWD 活用 ················· 102

2. 民間企業による RWD 活用のイメージ ················· 103
Unmet medical needs の把握／臨床試験デザインにお
けるプロセスの効率化／製造販売後の安全性評価／医療経
済評価／臨床試験の結果を補完する資料の作成／臨床試験
の外部対照群に RWD を活用

| 第6章 | リアルワールドデータを用いた研究の実践 | 111 |

1. 研究デザイン 112
   RWD を用いた臨床研究の役割／ RWD を用いた臨床研究
   のタイプ／ RWD を用いた臨床研究のデザイン
2. リアルワールドデータの統計解析 119
   RWD における解析上の課題／ RWD におけるリスク調整
   ／適応交絡とその対処法／欠損値の取り扱い／ Target
   trial emulation ／
   Column：傾向スコア分析の誤用例 126

| 第7章 | リアルワールドデータ研究の論文投稿 | 133 |

1. STROBE 声明と RECORD 声明 134
   タイトルと抄録／緒言／方法／結果／考察
2. 査読への対処法 143
   「RCT でないからダメ」への対処法／「未測定交絡がある
   からダメ」への対処法
3. リアルワールドデータからエビデンスを生み出す力 153
   Column：リアルワールドデータ研究を学ぶ機会 154

URL 一覧 157

索引 160
著者プロフィール 164

第 1 章

リアルワールドデータと
ランダム化比較試験

1. リアルワールドデータとは

2. RCT と RWD

3. エビデンスのレベル

1 リアルワールドデータとは

(1)「医療ビッグデータ」と「リアルワールドデータ」

　いわゆる「医療ビッグデータ」とは、保健・医療・介護にかかわる種々の目的のために恒常的に収集・蓄積され、閲覧・検索・統合・集計・分析が可能な形でデジタル化されコンピュータに整理・格納されているデータの集合体を指す。その内容にかかわらず、データのサイズが大きければ「ビッグデータ」である。

　図1-1に、筆者による医療ビッグデータの分類を示す。大別すると、「ライフサイエンス系」「臨床疫学系」「健康・予防系」という、それぞれ毛色が異なる3つがある。

　「医療ビッグデータ」と聞いて浮かぶイメージは研究者によって異なっている。ライフサイエンス系の研究者にとってビッグデータとはゲノムや分子情報である。筆者を含む臨床疫学系の研究者にとっては、保険データベース・患者レジストリー・電子カルテが3本柱である。

図 1-1 医療ビッグデータ

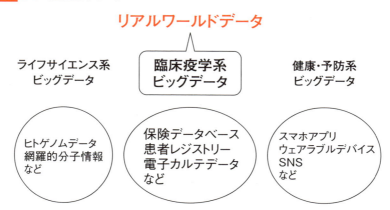

リアルワールドデータとランダム化比較試験　第1章

健康・予防系ビッグデータとは、ウェアラブルデバイスやスマートフォン・アプリ等を用いて、生活者の健康状況（バイタルサイン、食事・運動・睡眠の状況、等）や患者報告アウトカム（PRO：Patient Reported Outcome）等の情報をリモートで継続的に収集したデータである。

リアルワールドデータ（Real World Data, RWD）とは、日常の臨床現場等から得られる患者等のデータの総称である。RWDと臨床疫学系ビッグデータはほぼ同義である。概念上、RWDにライフサイエンス系データは含まれない。しかし近年は、例えば電子カルテ情報とゲノム情報を連携させる等、両者をリンクする試みはなされている。健康・予防系データは通常、それ単独ではRWDには含めない。しかし、臨床疫学系データと健康・予防系データを個人レベルで連携した場合、後者もRWDに含めてしまうこともある。

本書で取り扱うRWDは臨床疫学系ビッグデータであり、（1）患者レジストリー、（2）保険データベース、（3）電子カルテデータ等を含むデータベースに大別される。表1-1に日本の主なRWDの例を示す。

(2) 患者レジストリー

患者レジストリー（patient registry）とは、特定の疾患を有する患者の詳細なデータを多施設から収集・登録するシステムの総称である。「患者登録」「症例登録」とも呼ばれる。国が法律に基づいてデータ収集する公的レジストリーと、学会等が所属医療機関からデータ収集するアカデミック・レジストリー等がある。前者はがん登録等、後者は日本外科学会のNational Clinical Database（NCD）等が代表的である。

患者レジストリーの主たる目的は、特定の疾患の罹患率や有病割合を調べたり、疾患の経過や予後を把握したりすることである。

データベースの管理運営やデータ収集の方法、データ項目や内容は、各患者レジストリーによってまちまちである。概ね、特定の疾患にフォーカスし、その疾患に特有の詳細な臨床情報を収集していることが多い。データ入

表 1-1 日本におけるリアルワールドデータの例

---

1. **患者レジストリー**
（1）公的レジストリー
　　全国がん登録データベース、匿名感染症関連情報データベース、
　　指定難病患者データベース、小児慢性特定疾病児童等データベース、等
（2）アカデミック・レジストリー
　　National Clinical Database（NCD）、日本整形外科学会症例レジス
　　トリー（JOANR）、日本ICU患者データベース（JIPAD）、日本外傷
　　データバンク、等
2. **保険データベース**
（1）公的
　　匿名医療保険等関連情報データベース（NDB）
　　要介護認定情報・介護レセプト等情報（介護DB）
　　匿名診療等関連情報データベース（DPCDB）、等
（2）民間
　　JMDC Claims Database、DeSCデータ、MDVデータ、等
3. **電子カルテデータを含むデータベース**
　　Medical Information Database Network（MID-NET）、国立病院機構
　　データベース、徳洲会メディカルデータベース、等。

力は各施設の医師等に委ねられている。

（3）保険データベース

　　保険データベース（administrative claims database）とは、レセプ
トデータ、Diagnosis Procedure Combination（DPC）データ等の公的
医療保険データを集積したデータベースである。代表的なものとして、厚生

省労働省のレセプト情報・特定健診等情報データベース（National Database of Health Insurance Claims and Specific Health Checkups of Japan, NDB）が挙げられる。本来は診療報酬請求の目的に用いられるデータを、匿名化した上で研究目的に二次的に利用するためのデータベースである。疾患の種類を問わず、全国の医療機関の膨大な情報が利用可能である点が特徴である。

　日本に先んじて諸外国で保険データベースを用いた臨床研究が進められてきた。日本でも近年こうしたデータベースの整備が進み、研究例も増えつつある。

（4）電子カルテデータ等を含むデータベース

　全国レベルの保険データベースよりもずっと小規模であるものの、多施設からレセプトデータやDPCデータに加えて、**電子カルテ（electronic medical records, EMR）** 等から収集した検査データやバイタル・サイン等の記録を統合したデータベースがある。代表的な例として、医薬品医療機器総合機構（PMDA）が構築しているMID-NETが挙げられる。

2　RCTとRWD

(1) RCTの優位性

　臨床研究のゴールド・スタンダードは**ランダム化比較試験**（randomized controlled trial, RCT）である。特に新薬の製造販売承認においてはRCTによる有効性の検証（治験）が必要である。

　RCTは、介入群と対照群を無作為に割り付けるものであり、**適応交絡**（confounding by indication）を除外する上で最も優れた方法である。

　図1-2のように、患者の背景要因（年齢、性別、既往歴等）や治療を受ける施設の要因（スタッフの数、大学病院、地域性等）は、治療効果に直接影響を与える。さらにこれらの要因は治療Aまたは治療Bの選択にも影響を与える。この状態を「適応交絡」と呼び、これらの要因を**交絡因子**（confounding factor）という。

　治療Aと治療Bの真の効果差を知るためには、2群の患者背景を揃える必要がある。その最も確実な方法がRCTである。それぞれの患者に「治療Aを受けるか、治療Bを受けるか」をランダムに割り当てることで、理論上、2群の患者背景はほぼ均一になる。すなわちRCTは、ある治療の効果を判定するための研究デザインのうち、最も**内的妥当性**（internal validity）

図　1-2　適応交絡

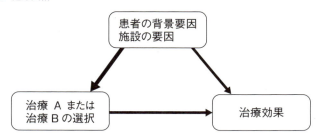

リアルワールドデータとランダム化比較試験 第1章

の高い（＝真の効果に近い結果を導き出せる）デザインといえる。

　一方、観察研究では患者をランダムに割り当てることができず、適応交絡による影響は不可避である。これを適切に調整しないと、歪んだ結果を導くことになる。傾向スコア分析や操作変数法等の統計手法を用いて、RCT になるべく近い状況、すなわち2群の患者背景がなるべく均一となるように工夫する方法がある（第6章参照）。

　RCT は、プラシーボ（偽薬）効果の影響を除外できる点でも優れている。治療効果の判定が自覚症状の改善等の主観的アウトカムの場合、観察研究ではプラシーボ効果の影響を除外できない。治療による効果量（effect size）があまり大きくない場合、観察研究で認められた効果は、治療による真の効果であるのか、プラシーボ効果であるのか、判別できない。

　薬だけではなく、外科手術のような侵襲的な治療にもプラシーボ効果が認められる場合がある。例えば、脊椎圧迫骨折に対する経皮的椎体形成術（percutaneous vertebroplasty, PVP）は、痛みの改善が主たる目的である。このような場合、手術によるプラシーボ効果は不可避である。観察研究でその影響を排除できない。実際に、プラシーボ効果を排除するために、偽手術（sham surgery）を対照とする PVP の効果を検証する RCT が海外で実施されている[1]。

　しかし、例えば大腿骨頸部骨折に対する人工骨頭置換術は、プラシーボ効果は少なく、治療による効果量が十分であるため、観察研究だけで十分である。人工骨頭置換術群と保存的治療群に割り当てる RCT をやる必要はないどころか、そのような RCT は倫理性の観点からやってはならない。なぜなら、人工骨頭置換術を行わず保存的治療をすれば、患者は寝たきりになってしまう蓋然性が高いからである。

（2）RCT の問題点

　RCT にはいくつかの問題点もある。それらは、（1）RCT の実施困難性、（2）RCT における5つの too、（3）治療の割り当て後に起こる問題点、

に分けることができる。

1）RCT の実施困難性

RCT は倫理的・費用的な問題等から実施困難であることが多い。

すでに市販されている医薬品や汎用されている医療技術について、新たに RCT により有効性の検証を行うことは、倫理的にも費用面でも不可能に近い。救急治療や外科手術も多くの場合 RCT の実施は難しい。希少疾患についても患者数の限界により RCT はほぼ不可能である。

また、RCT は費用がかかりすぎる。倫理的な制約よりもむしろ費用面の制約の方が、RCT の実施を困難にしている。治験や研究者主導臨床試験では、その煩雑な業務や事務処理を医薬品開発業務受託機関（contract research organization, CRO）や研究施設支援機関（site management organization, SMO）といった外部機関に委託する。その高額の委託料を支払うための予算確保が最大の課題となる。

2）RCT における 5 つの too

RCT にはさらに、表 1-2 に示す「5 つの too」という欠点がある。RCT は、日常臨床とは異なる実験的な条件の下で行われ、しかも参加する意欲の

表 1-2 ランダム化比較試験「5 つの too」

Too few（被験者数が少ない）
Too simple（併存症、併用療法がある患者は除外される）
Too median-aged（高齢者、小児、妊産婦は除外される）
Too narrow（薬物投与などの治療方法が限定される）
Too brief（追跡期間が短い）

ある患者に対してだけ行われる。RCT に参加できるような患者は、臨床現場ではむしろ少数派である。厳格な組入基準（inclusion criteria）・除外基準（exclusion criteria）が設定され、限定的な対象集団に絞られる。薬の場合、決められた容量や投与期間が設定される。その結果、リアルワールドの臨床とはかけ離れた状況での効果比較となる。

たいていの RCT は too simple、too median-aged、too narrow であるため、**外的妥当性（external validity）[一般化可能性（generalizability）]**は保たれない。例えば、RCT では対象が 70 歳未満であったにもかかわらず、承認・市販後は 70 歳以上の患者にも使用されることはしばしばである。その場合、70 歳以上を対象とした RCT を新たに実施することはたいていの場合困難である。

被験者数は too few、観察期間は too brief にならざるを得ないことが多い。そのためエンドポイント（endpoint）はしばしば、長期観察を要する真のエンドポイント（true endpoint）ではなく、短期の観察で得られる代替エンドポイント（surrogate endpoint）が用いられる。

例えば、降圧薬を投与する真の目的は、「脳血管障害や虚血性心疾患の発症およびそれらによる死亡を回避すること」である。したがって、降圧薬の真のエンドポイントは、「脳血管障害や虚血性心疾患の発症およびそれらによる死亡」である。しかし、これらのイベントの発生率を調べるには多くの対象患者を長期間にわたり追跡する必要がある。RCT でそれを行うには巨額の費用がかかり、実施可能性が低くなる。そのため降圧薬の RCT では、代替エンドポイントとして「血圧値の安定」を指標とする。しかし実際のところ、「血圧値の安定」は手段であって目的ではない。

また、少ないサンプルサイズでは、稀にしか起こらない合併症を検出できない。稀な合併症は市販後に発見される。

3）治療の割り当て後に起こる問題点

患者が RCT のプロトコールに従う度合いをコンプライアンス（compliance）

という。コンプライアンスの不足により、治療の割り当て後の症例の脱落やコンタミネーション（contamination）がしばしば起こる。コンタミネーションとは、対照群に割り当てられた患者が自ら希望して介入群と同じ治療を受けてしまう現象である。コンタミネーションがあっても、最初の割り当てに沿って解析する治療企図解析（intention-to-treat analysis, ITT）が行われる。コンタミネーションの割合が高すぎると、RCT 自体が失敗に終わる。

　前立腺がん検診（PSA 検査）の死亡率減少効果を検証したアメリカのRCT では、コンタミネーションが多発した。すなわち、対照群に割り当てられた対象者の多くが、割り当て後に自らの意志で PSA 検査を受けてしまった。そのゆえに RCT の内的妥当性は大きく損なわれた[2]。

(3) RCT vs RWD

1）RWD の隆盛

　前項のような RCT の欠点や限界を背景として、いわば RCT の反対命題として、近年は大規模な RWD を用いた観察研究への注目が高まりつつある。それには以下のような事柄への認識が高まってきたことが挙げられる。

　ⅰ. 莫大な資金をかけて多数の RCT をやれるほどの財力が産・官・学のいずれにもない。
　ⅱ. RCT の対象から外される高齢患者が増加してきた。
　ⅲ. 治療の選択肢も患者のニーズも多様化し、すべてを RCT で検証することは不可能。
　ⅳ. 限られた答えしか得られない RCT では、「エビデンスの隙間」を埋められない。

　前述に加えて、情報技術の発展により膨大なデジタルデータが得られやす

| Column |

80 歳以上を対象とした RCT

　80 歳以上の心筋梗塞・不安定狭心症の患者を対象として、侵襲的治療と保存的治療の予後を比較した RCT の結果が、2016 年の『Lancet』に掲載された[3]。「After Eighty Study」と称されたこの試験は、通常は RCT の除外基準とされる 80 歳以上高齢者にフォーカスした画期的なものである。

　とはいえ、候補となる 80 歳以上の対象患者が 4,187 人に対して、実際に試験にエントリーした患者は 457 人（約 11％）に過ぎなかった。エントリーしなかった 3,730 人のうち、2,214 人は除外基準（生命予後不良等）を満たし、1,516 人は組入基準を満たすにもかかわらず参加拒否等種々の理由で不参加となった。結局のところ、元気で参加の意欲がある患者だけがエントリーした、つまり80 歳以上の母集団を代表しない、一般化可能性の乏しい集団を対象とした試験となってしまった。

　致し方ないところである。これが RCT というものであり、リアルワールドとはかけ離れているのだ。多くの臨床家が知りたいのは、むしろエントリーしなかった 90％の人々の予後ではないだろうか。

　日本の DPC データベースを用いて、85 歳以上の急性心筋梗塞の患者 10,908 人を調べた研究を紹介しよう[4]。このうち約 69％に当たる 7,554 人が冠動脈インターベンションをはじめとする再灌流治療を受けた。高年齢、低い ADL（日常生活動作）、意識障害、重症心不全、認知症、悪性腫瘍、腎疾患等があると再灌流治療は実施されない傾向があった。在院死亡は再灌流治療を受けた群の13.5％に対し、受けなかった群は 36.5％であった。

くなってきたことも、RWD を用いた観察研究の進展に拍車をかけている。今後、大規模 RWD 研究はさらに隆盛していくに違いない。RCT が衰退するわけではないものの、大規模 RWD 研究の増加によって相対的に RCT の割合は減っていくことが予想される。これからの臨床研究者は、大規模 RWD 研究にトライしないと、時代の流れから取り残されることになるかもしれない。

　実際のところすでに、RCT を補完する手段として、大規模な RWD を用いた観察研究デザインによる質の高い臨床研究が世界的に増加している。RCT がこれまで多く行われてきた循環器の領域で、特にその傾向が顕著である。循環器疾患は患者数が多く、薬剤の種類も多く、RCT の数も多い。例えば、抗血栓薬（抗凝固薬と抗血小板薬）に関する大規模な RCT が次々に実施され、エビデンスは成熟している。それでもエビデンスの隙間は残っている。しかし、その隙間を埋めるために新たな RCT を実施しても、既出の RCT に比べてインパクトは相対的に小さい。つまり同じ領域の RCT が続くと、次第に RCT の莫大な費用に見合うインパクトが少なくなってくる。研究者主導 RCT に資金を提供する企業も少なくなってくる。その結果、抗血栓薬の領域では RCT はむしろ少なくなり、大規模 RWD 研究が花盛りといった状況である。

2) RCT と RWD を用いた研究の比較

　表 1-3 に、RCT と RWD を用いた研究の比較を示す。
　RCT は厳密に管理された理想的な医療環境下で実施される。高齢者や合併症のある患者は対象から除外される。RCT で評価されているものは、効果が最大限に発揮できそうな環境で、しかも効果が高そうな対象に絞った場合の、つまり理想の世界における「有効性（efficacy）」である。一方、RWD を用いた研究は現実の世界における「有用性（effectiveness）」を評価している。
　言い換えれば、RCT は "Can it work?" を問うており、RWD を用いた研

リアルワールドデータとランダム化比較試験　第1章

表 1-3 RCT と RWD を用いた研究の比較

	RCT	RWD を用いた研究
セッティング	管理された特殊環境	日常臨床
評価している内容	有効性（efficacy）	有用性（effectiveness）
対象	高齢者、合併症のある患者などを除外	高齢者、合併症のある患者なども除外されない
交絡の影響	受けにくい	受けやすい
内的妥当性	優れる	RCT より劣る
外的妥当性	RWD より劣る	優れる
費用	莫大	RCT より低い
実施可能性	低い	RCT より高い

究は "Does it work?" を問うている。"It can potentially work, but it does not actually work." ということは往々にしてある。

　優れた RCT は、ランダム化によって両群の背景をバランシングできる。未測定交絡も含めて、交絡の影響を排除できる可能性が高い。一方で RWD は、治療の選択はランダムでなく、交絡の影響が避けらない。観察研究のための応用的な統計手法をいかに駆使しようと、交絡を完全に排除することはできず、その点では RCT に及ぶところではない。

　とはいえ実際のところ、小規模な RCT では背景のバランシングに失敗していることがある。筆者はそのような RCT を「へなちょこ RCT」と勝手に呼んでいる。予算が足りず、代替エンドポイントを採用して症例数を少なくし、その結果として背景のバランシングに失敗し、「へなちょこ RCT」化してしまっていることが少なくない。また、大規模な RCT であってもランダム化後にコンタミネーションが起こり、ランダム化が破綻することもある。

　RWD の利点として、多様な背景をもつ多数の患者集団を対象にした、現実の世界で実際に利用されている治療法をありのままに観察したデータが得られることが挙げられる。データベースによっては、桁外れの症例数を確保できる。サンプル集団以外にも一般化できる、外的妥当性の高い研究になり

得る。そうした研究が、RCT とは比較にならないぐらいに低コストで実現できる。

　RWD を用いた研究では、うまく研究テーマを設定し、適切に研究対象を選定し、潜在的な交絡因子に関するデータを網羅的に抽出した上で、傾向スコア分析（propensity score analysis）や操作変数法（instrumental variable）をはじめとする交絡調整のための種々の統計手法を用いる必要がある（第 6 章参照）。これらの手順を慎重に踏むことにより、ランダム化比較試験に準じる分析結果を導き出すことが可能になる。

| Column |

プラグマティック臨床試験

　RCT と RWD の中間のような位置づけとして、プラグマティック臨床試験（pragmatic clinical trial, PCT）という方法論が提唱され、実践されている[5]。

　PCT とは、従来型の RCT よりも組み入れ基準・除外基準を緩和し、なるべく一般化可能性を高め、実臨床との乖離を減らす試験である。あらかじめ作成されたプロトコールに沿って患者をリクルートし、適格基準に基づいてエントリーし、前向きに追跡し、エンドポイントを測定するという一連のプロセスは通常の RCT と同じである。RCT と異なる点は、日常診療に近い setting で研究を実施すること、そのため結果を日常診療に外挿しやすいことである。(i)対象の選定、(ii)介入の方法、(iii)データ収集、(iv)アウトカムの設定のうちのいずれか 1 つ以上で、日常診療に寄せる方法である。(i)対象の選定について、RCT では厳格な基準で患者選択を行うのに対し、PCT では比較的多様な患者を対象とする。(ii)介入の方法について、RCT では厳密に規定された介入方法を遵守することが至上命題で

あるのに対し、PCT では日常診療と同様の介入を行う。(iii)データ
収集について言えば、RCT では事前に規定されたスケジュールに
沿って測定を行うのに対して、PCT では日常診療と同じタイミン
グで実施する。(iv)アウトカムの設定について、RCT は治療効果を
評価するもの、PCT では患者にとって有用なものを設定する。プ
ラグマティズム（pragmatism）の程度を評価するツールとして、
PRECIS（Pragmatic-Explanatory Continuum Indicator Summary）
が知られる。

　通常の RCT は、莫大なコストと時間がかかる割に、結果を一般
化できない。PCT は電子カルテの情報からデータ収集できる等、
一部コストを節減できる。とはいえ、通常の診療では簡単には実施
できない介入もある。日常臨床では、特に侵襲的な治療について、
患者自身の要望も聞く必要がある。RCT のように厳しすぎる研究
計画だと実臨床から乖離する。かと言って、介入の自由度が高すぎ
ると、介入の真の効果の評価からは乖離し、何を評価しているのか
わからなくなることもある。

　RCT 至上主義者は、臨床試験においては治療の「有効性
（efficacy）」を明らかにすることが肝要であって、PCT では
efficacy が見えにくくなるとして、PCT を批判する。もちろん、新
規の医薬品・医療機器の有効性を評価する早期の臨床試験には、
PCT はなじまないだろう。有効性はある程度既知であって、有用
性を確認するための目的であれば、PCT は意味がある。RCT か
PCT かの二者択一ではなく、状況によって使い分けるべきだろう。

3 エビデンスのレベル

（1）「観察研究だから質が低い」という誤解

　観察研究は交絡の影響を受けやすく、RCT よりワンランク下に見られてきた。しかし、大規模な RWD を用いて厳密な統計解析を施した観察研究は、RCT に準じる結果をもたらしうる。

　2014 年の『JAMA（米国医師会雑誌）』に、薬剤の RCT の結果と大規模 RWD を用いた観察研究の結果を比較した研究が報告された。両者は概ね同様の傾向を示していた[6]。このように、RWD を用いた質の高い観察研究は、RCT の役割を十分に補完し、医療の質の向上に大きく貢献することが期待される。

　逆に、RCT だからといって、常に質が高いとは限らない。実例をもとに解説しよう。

　敗血症性ショックの患者に対するポリミキシン B（PMX）によるエンドトキシン吸着療法（PMX-DHP）は、1994 年に日本で初めて保険適用となった。しかしその根拠となったデータは、対照群のない数十人の PMX 使用群における前後比較で血圧の上昇を認めた、という結果のみであった。科学的根拠に基づく医療（evidence based medicine, EBM）の概念が日本でも提唱される以前の話である。科学的根拠が不十分なまま、日本で PMX-DHP が一般化した。おそらく多くの医師が、PMX-DHP を行うと血圧が上昇するという実感を持っていたため、長年この治療は行われてきた。すでに普及している医療技術を、改めて RCT で再検証することは困難である。日本では RCT が実施されない状況が続いた。

　敗血症性ショックに対する PMX-DHP の効果を検証した初の RCT は、イタリアの 1 施設で実施された EUPHAS 試験である。2009 年に『JAMA』に掲載された本試験に関する論文では、腹膜炎を原因とする敗血症性ショックの患者に対して、PMX-DHP が予後改善に有効であったと結

論づけられた[7]。

　しかし、この RCT の結果には不自然な点があった。わずか 64 例が登録された時点で早期終了されたのである。その理由は、28 日死亡が PMX-DHP 群では 34 人中 11 人（32%）、対照群では 30 人中 16 人（53%）となり、対照群の死亡率が有意に高いことが明らかになったからだそうである。RCT という管理下にある状況で、腹膜炎による敗血症の死亡率が対照群で 50% を超えているというのは、あり得ないほど高い数字である。その一点のみでこの試験結果に疑義を抱くには十分である。さらにこの研究は、RCT にもかかわらず両群の背景因子に偏りがあることも指摘された。

　「へなちょこ RCT」の代表例といってよい。なぜこれが『JAMA』に掲載されたのか首をひねるところだ。PMX の効果を検証した「世界初」の RCT、という点が評価されたのだろう。それ以外に評価できるところがない。

　この研究結果に疑問を持った我々の研究グループは、日本での観察研究を行った[8]。DPC データを用いて、2007 ～ 2011 年の期間に(i)下部消化管穿孔（虫垂炎は除く）で入院し、(ii)入院当日に開腹手術を施行し、(iii)入院当日から昇圧剤（ノルアドレナリン等）を開始した症例を対象とした。入院 2 日以内に PMX-DHP を実施した群と実施しなかった群に分け、傾向スコア（propensity score）を用いて 1：1 マッチングを行った。アウトカム指標は 28 日死亡とした。

　なお本研究では、入院直後に死亡するような症例に PMX-DHP は実施されず、PMX-DHP 非実施群に割り当てられてしまい、PMX-DHP 群に有利な方向にバイアスがかかってしまう（これを immortal time bias という）。このバイアスを排除するために、入院直後に死亡した症例は除外した。

　傾向スコアの推計には、年齢・性別、入院時の意識レベル、背景疾患（維持血液透析、肝不全、悪性腫瘍等）、腸管の切除部位、入院当日に使用した昇圧剤の内容、人工呼吸管理・輸血・血液浄化療法の実施の有無等、数多くの変数を投入した。

　PMX-DHP 実施群・非実施群それぞれ 590 人がマッチし、28 日死亡は

PMX-DHP実施群では590人中101人（17.1%）、非実施群では590人中96人（16.3%）となり、両群に有意差は認められなかった（p = 0.696）。

　この研究論文を『Critical Care Medicine』に投稿したところ、複数の査読者のうち1人が、非常に攻撃的な査読コメントを寄せてきた。曰く、「PMX-DHPの効果が証明できなかったのは観察研究だからであり、未測定交絡因子の影響ではないか？　もうひとつは、死亡率が低すぎる。研究対象に軽症患者が含まれているのではないか？」というものである。

　的を射ないコメントである。我々は次のように反論した。傾向スコアを推計するモデルに患者の併存疾患や治療内容に関する多くの情報を投入し、群間の背景はうまくバランシングできている。腹膜炎で開腹手術し昇圧剤を開始した患者に限定しており、PMX-DHPの適応に合致している。日本での死亡率は先行研究でもこの程度である。

　さて、この論文は無事に『Critical Care Medicine』にアクセプトされた。本論文の掲載号に、本研究に対するコメントが掲載された。コメントの主は前掲の『JAMA』論文の筆頭著者である[9]。しかもそのコメントが、前掲の攻撃的な査読コメントとほぼ同じ内容であった。査読者は、『JAMA』論文の筆頭著者だったのである。

　その後2015年に、フランスの18施設で行われたRCT（ABDOMIX study）の結果が『Intensive Care Medicine』に報告された。消化管穿孔緊急手術後の敗血症性ショック患者243例（PMX-DHP群119人、対照群113人）において、28日死亡率はPMX-DHP群が27.7%、対照群19.5%であり、有意差はない（p = 0.14）とはいえ、PMX-DHP群の方がむしろ死亡率が高い傾向にあった。実はPMX-DHP群のうち38例が、回路内凝固等の理由でPMX-DHPを続行できていなかったという。この38例を除外した解析では、PMX-DHP群の死亡率は18.5%であった[10]。

　上記のフランスの研究は、対象の基準が我々の研究とほぼ同じであり、28日死亡率も同じレベルである。

　続いて発表されたPMX-DHPのRCTは、北アメリカの55施設で実施

された EUPHRATES 試験である[11]。症例数は 449 例であり、RCT としては過去最大である。これまでの RCT とは異なり、偽治療（sham）を対照とする二重盲検を実施するという念の入れようである。登録後 24 時間以内に標準治療＋ PMX-DHP 2 回を実施する群（PMX-DHP 群）または標準治療＋偽治療群（対照群）に割り付けられた。28 日死亡率は、PMX-DHP 群 37.7%（84/223 例）、対照群 34.5%（78/226 例）、リスク差は 3.2%（95%信頼区間： － 5.7-12.0）で有意差はなかった。

　初期の RCT の結果が後の大規模な RCT で覆されることはままあることである。しかしそれには時間がかかる。今回も最初の RCT から約 10 年がかかった。

　RCT だから信用できるとは必ずしも言えない。「へなちょこ RCT」はときにミスリーディングとなる。それに比べれば、大規模な RWD 研究の方がより真実に近い結果をもたらす。

　理想的な RCT は論争に終止符を打つぐらいの強いインパクトをもつ。RCT もピンからキリまで、ということである。

　ちなみに、米国集中治療医学会と欧州集中治療医学会が共同で策定した敗血症診療国際ガイドライン 2021（Surviving Sepsis Campaign : International Guidelines for Management of Sepsis and Septic Shock 2021）が 2021 年に発表された。その中で、PMX-DHP は使用しないことが提案された。日本救急医学会と日本集中治療医学会の合同委員会による「日本版敗血症診療ガイドライン 2024」（J-SSCG2024）においても、「敗血症に対して、PMX-DHP を行わないことを弱く推奨する（GRADE 2D）」とされた。

（2）GRADE システム

　従来、表 1-4 のような「エビデンスのレベル」が設定され、ガイドライン作成等に利用されている。

　この「エビデンスのレベル」の欠点は、ランク付けの判断根拠が研究デザ

表 1-4 エビデンスのレベル

Level	内容
1+	質の高い RCT
1	それ以外の RCT
2	前向きコホート研究
3	後ろ向きコホート研究、症例対照研究、前後比較試験
4	横断研究、症例集積

インのみに依拠していることである。このような方法はすでに時代遅れになりつつある。

RWD 研究は、研究デザインの面からは観察研究であり、前向きコホート研究、後ろ向きコホート研究、コホート内症例対照研究等が該当する。表1-3 では Level 2 または Level 3 である。RCT はいかに質が低かろうとLevel 1 である。

前項でも示したように、RCT もピンからキリまである。「へなちょこRCT」を、RCT であるがゆえに Level 1 と評価してしまうことは、下手をすれば臨床の発展を阻害することにもなりかねない。

旧来の「エビデンスのレベル」とは異なる新しいランク付け方法が、GRADE (Grading of Recommendations Assessment, Development and Evaluation) システムである[12]。この方法は Cochrane[*1]、UpToDate[*2] 等でも採用されており、急速に普及している。

GRADE システムでは、まず研究デザインによって初期評価を行う。RCT では「高」、コホート研究・症例対照研究等の観察研究では「低」、その他の研究（症例シリーズや症例報告）は「非常に低」と粗く 3 段階評価する。

次に、いろいろな要因を考慮し、初期評価からグレードダウンまたはグレードアップさせていく。ただし「非常に低」は原則としてグレードアップしない。

グレードダウンとなる 5 要因には、(i)研究の限界 (limitation)、(ii)結果

*1：http://www.cochranelibrary.com/
*2：http://www.uptodate.com/

の非一貫性（inconsistency）、(iii)エビデンスの非直接性（indirectness）、(iv)精度の低い（imprecise）データ、(v)出版バイアス（publication bias）が存在する可能性、が挙げられる。

研究の限界について、「深刻な限界」は1グレードダウン、「非常に深刻な限界」は2グレードダウンとなる。深刻な限界には、RCTにおける盲検化の失敗、著しい脱落、ITTの非遵守、試験の早期終了、等がある。深刻な限界が複数存在する場合は、「非常に深刻な限界」とみなされる。

結果の非一貫性とは、他の研究と効果の方向が異なっており、メタアナリシスによる異質性検定を要するような状況である。

エビデンスの非直接性とは、例えば、本来治療対象となる患者層と比べて研究への参加者の年齢や重症度等が偏っている、代替アウトカムを用いている、等の状況である。精度の低いデータとは、サンプルサイズが小さく信頼区間の幅が広いデータである。

初期評価からのグレードアップとなる要因は、(i)効果の程度大（large magnitude of effect）、(ii)用量反応勾配（dose-dependent gradient）、(iii)交絡因子のための過小評価（plausible confounder）、等である。

非常に強い関連性のエビデンス（相対リスク＞5または＜0.2）は2グレードアップ、強い関連性を示すエビデンス（相対リスク＞2または＜＜0.5）が2つ以上の観察研究から得られている場合は1グレードアップである。

最終的に、高（High）、中（Moderate）、低（Low）、非常に低（Very low）の4段階のグレードが付けられる。RCTでも中や低にグレードダウンされうる。観察研究であっても中（稀に高）にグレードアップされることもある。

要するに、研究デザインだけでなく中身も評価しなければならない、ということである。

文献

1. Clark W, et al. Safety and efficacy of vertebroplasty for acute painful osteoporotic fractures (VAPOUR) : a multicentre, randomised, double-blind, placebo-controlled trial. Lancet 2016 ; 388 : 1408-1416.
2. Andriole GL, et al. Mortality results from a randomized prostate-cancer screening trial. N Engl J Med 2009 ; 360 : 1310-1319.
3. Tegn N, et al. Invasive versus conservative strategy in patients aged 80 years or older with non-ST-elevation myocardial infarction or unstable angina pectoris (After Eighty study) : an open-label randomised controlled trial. Lancet 2016 ; 387 : 1057-1065.
4. Isogai T, et al. Factors associated with lack of reperfusion therapy among oldest-old patients with acute myocardial infarction: a nationwide retrospective cohort study in Japan. Circulation 2018 ; 138 : A11184
5. Ford I, Norrie J. Pragmatic Trials. N Engl J Med 2016 ; 375 : 454-463
6. Dehabreh IJ, et al. Can the learning health care system be educated with observational data? JAMA 2014 ; 312 : 129-130.
7. Cruz DN, et al. Early use of polymyxin B hemoperfusion in abdominal septic shock: the EUPHAS randomized controlled trial. JAMA 2009 ; 301 : 2445-2452.
8. Iwagami M, et al. Postoperative Polymyxin B Hemoperfusion and Mortality in Patients with Abdominal Septic Shock: A Propensity-Matched Analysis. Crit Care Med 2014 ; 42 : 1187-1193.
9. Cruz DN. Polymyxin B hemoperfusion: matching the cure to the disease. Crit Care Med 2014 ; 42 : 1309-1310.
10. Payen DM, et al. Early use of polymyxin B hemoperfusion in patients with septic shock due to peritonitis: a multicenter randomized control trial. Intensive Care Med 2015 ; 41 : 975-984.
11. Dellinger RP, et al. Effect of Targeted Polymyxin B Hemoperfusion on 28-Day Mortality in Patients With Septic Shock and Elevated Endotoxin Level: The EUPHRATES Randomized Clinical Trial. JAMA 2018 ; 320 : 1455-1463.
12. 相原守夫：診療ガイドラインのための GRADE システム（第 3 版）. 中外医学社，2018.

第 2 章

患者レジストリー

1. 患者レジストリーとは

2. 既存のレジストリー

3. 患者レジストリーの新規構築

1 患者レジストリーとは

　患者レジストリー（patient registry）とは、臨床研究を含む種々の目的で、特定の疾患を有する患者の詳細なデータを多くの施設から収集・登録するシステムである。事前に入力項目を定め、入力フォーマットを確定し、各施設の医師等にデータを入力してもらう方式である。

　患者レジストリーは、国が法律に基づいて全国レベルでデータ収集する**公的レジストリー**と、学会を含む学術団体が医療機関等からデータ収集する**アカデミック・レジストリー**に大別される。製薬企業等が実施する医薬品等の市販後調査（post-marketing survey, PMS）も広い意味での患者レジストリーに該当する。

　公的レジストリーには、がん登録、匿名感染症関連情報データベース、指定難病患者データ及び小児慢性特定疾病児童等データ等があり、それぞれの根拠法に基づいて全国レベルでデータ収集されている。

　アカデミック・レジストリーにおいては、医療機関等のレジストリーへの参加は任意であり、データ入力に法的な義務はない。アカデミック・レジストリーの規模は大小さまざまであり、全国レベルのものから、特定の地域レベル、あるいは限られた施設数のものまである。例えば日本外科学会のNational Clinical Database（NCD）は、学会の専門医制度と連携してデータ入力を事実上義務化し、全国レベルのデータベースとなっている。

　任意参加で常に問題となるのは、参加施設数の確保である。ボランティアでデータベースへの参加を依頼しても参加を拒否されることがある。参加の同意が得られても、入力されたデータに欠損値が多い等、データの精度を維持できないことがある。参加施設にどのようなインセンティブを与えられるかが課題である。参加施設に研究目的でのデータ利用を可能とする等のインセンティブが考えられる。また、入力にかかる医師等の負担が大きいため、それをいかに軽減するかが課題である。

　なお、「クリニカル・イノベーション・ネットワーク（CIN）中央支援事

業」のウェブサイトにて、国内の患者レジストリーの検索が可能である。
（https://cinc.ncgm.go.jp/search/）

2 既存の患者レジストリー

（1）公的レジストリー

1）がん登録

2016年1月に、「がん登録等の推進に関する法律（がん登録推進法）」が施行された。この法律に基づく「全国がん登録」は、がんと診断された全患者データを、都道府県に設置されたがん登録室を通じて収集し、国立がん研究センターにて集計・分析・管理する仕組みである。がん登録に含まれる情報は表2-1のとおりである。

全国がん登録データベースには年間推計85万件を超える情報が収集される。集計データは、国立がん研究センターがん対策情報センターのウェブサイト「がん統計」[1] で一般公開されている。

がん登録推進法の基本理念のひとつに、「がん登録等の情報について、民間を含めがんに係る調査研究に活用、その成果を国民に還元する」ことが明記されている。国立がん研究センターがん対策情報センターのホームページ

表 2-1 がん登録に含まれる情報

基本情報	①病院等の名称、②診療録番号、③カナ氏名、④氏名、⑤性別、⑥生年月日、⑦診断時住所
腫瘍の種類	⑧側性、⑨原発部位、⑩病理診断
診断情報	⑪診断施設、⑫治療施設、⑬診断根拠、⑭診断日、⑮発見経緯、⑯進展度・治療前、⑰進展度・術後病理学的
初回治療 観血的治療	⑱外科的、⑲鏡視下、⑳内視鏡的、㉑観血的治療の範囲
初回治療 その他治療	㉒放射線療法、㉓化学療法、㉔内分泌療法、㉕その他治療
生存確認情報	㉖死亡日

[1]：http://ganjoho.jp/reg_stat/

患者レジストリー　第2章

に、がんに関係する調査研究を希望する研究者向けへのデータ提供に関する情報が掲載されている[*2]。

　また、国立がんセンターが主体となって、「がん診療均てん化のための臨床情報データベース構築と活用に関する研究」が進められている。院内がん登録とDPCデータを個人レベルでリンクし匿名化したデータを各医療機関から収集し、診療ガイドラインで推奨されている標準的診療と患者が実際に受けている診療を比較することにより、がん医療の実態把握と標準的診療の普及を目指す、とのことである。

2) 匿名感染症関連情報データベース

（ⅰ）感染症法に基づく発生届

　感染症法に基づき医師が保健所に発生届の提出を義務づけられている感染症は、1～5類等に分類される。このうち、全数報告対象の感染症は、1～4類感染症、および5類感染症の一部である。COVID-19は当初2類相当であったが、2023年5月8日に5類感染症に移行した。それ以来、COVID-19はインフルエンザ等と同様に定点報告の対象となっている。

　各感染症の発生届に共通する主な項目は、年齢・性別・診断類型・症状・診断方法・診断年月日・検体採取日・感染推定年月日・感染原因等である。もちろん各感染症によって記載事項は多少異なる。流行状況やワクチンの開発状況等により、記載事項が変更されることもある。

（ⅱ）感染症DB

　改正感染症法の一部が2024年4月に施行されたことに伴い、感染症関連情報（発生届等の情報）を格納した匿名感染症関連情報データベース（感染症DB, iDB）が構築され、データの第三者提供が開始された。

　提供ガイドラインに沿って、第三者提供の申請を行う必要がある。申請書が「匿名感染症関連情報の第三者提供に関する小委員会」で審査された後、承認された場合には申請者はデータ提供を受けることができる。申請・承認

*2：https://ganjoho.jp/reg_stat/can_reg/national/datause/researcher.html

の詳細については、厚生労働省のホームページを参照されたい*3。

　提供されるデータについて、2024年4月時点ではCOVID-19の発生届情報に限られた。2020年2月3日から2023年5月7日までの報告年月日のCOVID-19患者の発生届データが対象である。なお、2022年9月26日から発生届の対象者が、① 65歳以上の者、②入院を要する者、③重症化リスクがあり、かつ、新型コロナ治療薬の投与が必要な者、又は、重症化リスクがあり、かつ、新型コロナ罹患により新たに酸素投与が必要な者、④妊婦、のいずれかに該当する者に限定されたため、注意が必要である。

（ⅲ）NDB等との連結

　iDBは、NDB、介護DB、DPCDBといった公的な保険データベースと連結したデータ申請も可能である（保険データベースの詳細については第3章を参照されたい）。

　各データベースに含まれるデータの患者レベルの突合には、「ID4（カナ氏名、生年月日、性別から作成される匿名化ID）」を用いる。連結データの申請に当たっては、各データベースのデータ利用申請をそれぞれのガイドラインに従って行う必要がある。例えばiDBとNDBを連結したい場合、iDBの申請とNDBの申請を両方同時に行わなければならない。各データベースの申請窓口は異なっている。それぞれのデータベースからID4を出力した上で、申出者の方で連結を実施する必要がある。

（ⅳ）予防接種情報

　ワクチンの接種情報や副反応疑い報告の情報は、各自治体にある。ワクチンの接種情報には、年齢、性別、接種日、接種場所、接種したワクチン、予診票情報等の情報が含まれる。副反応疑い情報には、発症日、診断名（疑い含む）、重篤度、転帰、因果関係の推定等の情報が含まれる。

　2024年時点で、厚生労働省は、自治体のワクチン定期接種・臨時接種の実施状況及び副反応疑い報告に係る情報を含む、匿名の予防接種データベースを整備中だそうである。

---

*3：https://www.mhlw.go.jp/stf/seisakunitsuite/bunya/kenkou_iryou/kenkou/kekkaku-kansenshou/idb_index.html

| Column |

予防接種情報・発生届・レセプト情報の連結

　欧米では、予防接種情報とその後の感染症発症や診療情報をリンクさせたデータベースが構築されている。米国の Centers for Disease Control and Prevention（CDC）には、Vaccine Safety Datalink というデータベースがある。

　イスラエル政府は製薬企業と組んで、迅速に COVID-19 ワクチン接種を実施した。国民の半数をカバーするワクチン接種情報と診療情報の統合データベースが構築され、リアルワールドにおける COVID-19 ワクチンの効果と安全性が早急に評価され、その結果が 2021 年に公表された[1]。

　翻って、日本は完全に欧米の後塵を拝している。日本でもコロナ禍の最中、COVID-19 のワクチン接種記録システム（VRS）と発生届システム（HER-SYS）が構築された。しかし、両者はそれぞれスタンド・アローンのシステムであり、連携されていない。レセプトデータとも連携できない。これでは発生後の予後等に関する疫学データも得られず、ワクチンのリアルワールドでの有効性・安全性も評価できない。せっかく作ったシステムが、感染症対策や医療政策にあまり生かされなかった。

　当時、筆者が代表を務めた AMED 研究班は、厚生労働省および 2 つの市の支援を受けて、ワクチンの疫学研究を行った。1 つの市から、ワクチン接種情報と発生届を市役所内で連結・匿名化したデータをもらい受けた。この貴重なデータを用いて、コロナワクチン 3 回目接種が同種接種のケースと交互接種のケースを比較し、後者の方が COVID-19 発生率が低いことを突き込めた[2]。もう一つの市からは、ワクチン接種情報と国保レセプトの連結・匿名化データをもらい受け、コロナワクチンをはじめ各種ワクチンの有効性・

安全性を評価した[3-5]。

　一連の研究を通じて、単一の市のデータでは、母集団代表性が担保されず、サンプルサイズが不十分で統計的検定力が不足することも痛感した。とは言え、データを提供してくれた2つの市役所の担当官たちには深く感謝している。全く奇特な方々であった。ふつうどこの自治体も、研究者が学術目的にデータ提供を依頼しても、そんな義務のないことをやる気はなく、二言目には「個人情報保護の観点」とかいうタームを持ち出して、体よく断ってくる。やはり一介の研究者によってどうにかなる代物ではなく、国が法律を整えて、強制力を以て全国の自治体からデータを集めなければならないだろう。

3）指定難病患者データベース、小児慢性特定疾病児童等データベース

　難病とは、発症の機序が明らかでなく、治療方法が確立しておらず、長期の療養を必要とする希少な疾病である。「指定難病」とは、患者の置かれている状況を勘案して良質かつ適切な医療の確保を図る必要性が高い難病であり、医療費助成の対象となっている。300以上ある指定難病のうち一部の例を挙げると、筋萎縮性側索硬化症、パーキンソン病、重症筋無力症、多発性硬化症／視神経脊髄炎、ライソゾーム病、もやもや病、天疱瘡、スティーヴンス・ジョンソン症候群、バージャー病、全身性エリテマトーデス、ベーチェット病、特発性拡張型心筋症、再生不良性貧血、IgA腎症、特発性大腿骨頭壊死症、サルコイドーシス、特発性間質性肺炎、原発性胆汁性胆管炎、クローン病、潰瘍性大腸炎、ファロー四徴症、フェニルケトン尿症、ヒルシュスプルング病、等がある。

　小児慢性特定疾病は、児童期に発症する疾病であって、慢性に経過し、長期にわたって生命を脅かし、長期にわたる症状・治療が生活の質を低下さ

せ、高額な医療費の負担が続くものである。16 の対象疾患群（悪性新生物、慢性腎疾患、慢性呼吸器疾患、慢性心疾患、内分泌疾患、膠原病、糖尿病、先天性代謝異常、血液疾患、免疫疾患、神経・筋疾患、慢性消化器疾患、染色体又は遺伝子に変化を伴う症候群、皮膚疾患、骨系統疾患、脈管系疾患）がある。

　2015 年の難病法及び改正児童福祉法の施行以降、指定難病患者データベース及び小児慢性特定疾病児童等データベースが構築され、2019 年度から研究者向けにデータ提供がなされてきた。詳細は厚生労働省のホームページを参照されたい[4]。

　指定難病患者データベース（難病データベース）は、医療費助成の申請時に提出される臨床調査個人票（臨個票）をベースに構築されている。臨個票には下記のデータが含まれる。

1．基本情報
　生年月、性別、家族歴、発症年月、社会保障（介護認定）、生活状況（移動の程度／身の回りの管理／ふだんの活動／痛み・不快感／不安・ふさぎ込み）、等

2．医療費支給審査項目
　①診断基準：病型分類、臨床所見、検査所見、遺伝学的検査、鑑別診断、診断のカテゴリー（判定基準）
　②重症度分類：軽症／中等症／重症、疾患特異的重症度分類

3．その他の事項
　臨床所見、検査所見、発症と経過、治療履歴（薬物療法、外科的治療等）

4．人工呼吸器装着の有無

　小児慢性疾病児童等データベース（小慢データベース）は、医療費助成の申請時に提出された医療意見書をベースに構築されている。年齢・性別等の基礎的情報のほか、臨床所見、検査所見、経過、今後の治療方針等の情報が含まれる。

*4：https://www.mhlw.go.jp/stf/nanbyou_teikyo.html

難病・小慢データベースのデータ登録に当たっては、患者からの同意を取得している。2024年4月から、難病・小慢データベースの法的根拠が明確化され、国による情報収集、患者等の同意を前提とした都道府県等の国への情報提供義務が規定された。安全管理措置、第三者提供のルール等の諸規定が新設され、NDB等の他の公的データベースとの連結解析も将来的に可能とされた。

第三者提供の対象者は、それまで国・自治体、および厚労科研費や文部科研費の補助を受けている研究者に限定されていたが、2024年4月からは製薬企業等の民間企業に対しても提供可能となった。

また、それまで研究者によるデータ活用は疾患の記述疫学データ（患者数、発病年齢、男女比、症状の分布、診療実態等）の把握にとどまっていたが、難病・小慢の患者に対する医療・福祉分野の研究開発に資する分析等にも活用可能となった。例えば、創薬において、開発したい治療薬の対象患者の概要把握（治験の実行可能性等）、治験で使用するアウトカム指標の検討等に活用可能となった。

(2) アカデミック・レジストリー

1) NCD

日本外科学会の「National Clinical Database（NCD）」は、日本全国で実施された主な外科手術の患者レジストリーである。外科系を中心とした15学会が参加し、2024年4月現在の登録施設数は5,679、2023年度症例登録数は約263万件、累計約2,848万件に達する巨大なレジストリーである[5]。

外科医が受け持ちの症例の手術情報を中央一括のデータベースに直接入力する方式である。各学会の専門医制度と連携し、外科専門医の取得には症例登録が必須となっている。

収集されたデータは外科の医療の質評価に利用されるほか、臨床研究にも

[5]：http://www.ncd.or.jp/

患者レジストリー　第2章

【 研究例 】　小児複雑性虫垂炎に対する虫垂切除術時の腹腔ドレナージ[6]

　　虫垂切除時の腹腔ドレーン留置は、術後の感染性合併症を軽減または予防するための選択肢であるが、複雑性虫垂炎に対するその効果については議論がある。

　　本研究では、NCD に登録された小児（15 歳以下）の複雑虫垂炎に対する虫垂切除術のデータを用いた。1 対 2 の傾向スコアマッチングを行い、虫垂切除時にドレナージを行った患者と行わなかった患者の術後転帰を比較した。小児虫垂切除術 1,762 例のうち、458 例に腹腔ドレナージが実施された。ドレナージなし群と比較してドレナージ群では創哆開の割合が有意に高く（0.3% vs 2.4%、$P = 0.001$）、術後在院日数が有意に長かった（中央値：7 日 vs 9 日、$P < 0.001$）。穿孔性虫垂炎、膿瘍を伴う穿孔性虫垂炎、および開腹虫垂切除術と腹腔鏡下虫垂切除術を対象としたサブグループ解析では、ドレーン留置はいかなる合併症とも関連していないことが示された。しかし、ドレーン留置は入院期間の延長と有意に関連していた。

　　小児の複雑性虫垂炎に対する虫垂切除術での腹腔ドレーン留置は、術後合併症の予防には利点がなく、有害である可能性が示唆された。

活用されている。本データベースを活用した臨床研究論文が多数刊行されている。

2）その他のアカデミック・レジストリー

　　各学会等が構築している患者レジストリーは近年急増しており、その内容や規模も様々である。下記に紹介するデータベースはそのごく一部である。

（ⅰ） JOANR[6]

日本整形外科学会症例レジストリー（Japanese Orthopaedic Association National Registry, JOANR）は、運動器疾患に対する手術治療に関する全国規模のレジストリーである。

データベースの構造は、1階部分の基本項目（術式、病名、手術時間・麻酔時間、術者情報、看護師数・技師数、術後30日転帰）と2階部分の各術式の詳細項目（人工関節手術、関節鏡下手術等）に分かれる。

（ⅱ） J-DREAMS[7]

「診療録直結型全国糖尿病データベース事業（Japan Diabetes com-pREhensive database project based on an Advanced electronic Medical record System, J-DREAMS）」は、糖尿病治療の実態を把握し、糖尿病治療の質を高めることを目的に実施されている[7]。2024年6月時点で74施設が参加している。

データ登録には、東京大学の大江和彦教授（医療情報学）が開発した多目的臨床データ登録システム（Multi-purpose Clinical Data Repository system, MCDRS ＝マックドクターズ）を用いている。MCDRS の詳細についてはホームページ[8]を参照されたい。

（ⅲ） 日本 ICU 患者データベース[9]

日本 ICU 患者データベース（Japanese Intensive care PAtient Database, JIPAD）は、日本集中治療医学会が運営する患者レジストリーである。集中治療についての国内最大のデータベースであり、患者の疾病や重症度、治療内容、その結果についての詳細な情報を集積している。

2020年2月から、JIPAD のデータは公開され、研究利用が可能となった。データの利用申請には、① JIPAD に参加し、1年以上継続的にデータを入力し年次レポートに参加していること、②申請者は JIPAD 参加施設の代表者もしくは代表者が認める施設の医療従事者であること、という条件がある。

*6：https://www.joanr.org/
*7：http://jdreams.jp/
*8：http://mcdrs.jp/
*9：https://www.jipad.org/

患者レジストリー 第2章

【 研究例 】 ICU におけるドパミンの使用とその影響[8]

　　ドパミンは ICU におけるショック患者の治療に世界中で使用されているが、それを支持しないという報告もある。本研究は、日本におけるドパミン使用の実態を明らかにするとともに、ドパミン使用の影響を明らかにすることを目的とした。JIPAD を用いて、入室後 24 時間以内にドパミンまたはノルアドレナリンを使用した 18 歳以上の患者を同定した。主要転帰は院内死亡とした。

　　対象患者 14,594 人のうち、ドパミンは 4,653 人に、ノルアドレナリンは 11,844 人に投与された。ドパミンを投与された患者は、ノルアドレナリンのみを投与された患者と比較して、心血管系疾患が多く（70%対 42%；$p < 0.01$）、待機手術後の状態が多く（60%対 31%）、APACHE III スコアが低かった（70.7 対83.0；$p < 0.01$）。院内死亡のオッズ比はドパミン≦5μg/kg/分群で 0.86［95%CI：0.71-1.04］、5〜15μg/kg/分群で 1.46［95% CI：1.18-1.82］、>15μg/kg/ 分 群 で 3.30［95%CI：1.19-9.19］であった。1：1 傾向スコアマッチング（570 組）では、院内死亡率および ICU 死亡率はともに、ドパミン群がドパミンなし群と比較して有意に高く（22.5% vs. 17.4%、$p = 0.038$；13.3% vs. 8.8%、$p = 0.018$）、ICU 在室日数も長かった（平均 9.3 日 vs. 7.4 日、$p = 0.004$）。

　　ドパミンは現在でも日本で広く使用されている。本研究の結果は、特に高用量におけるドパミン使用の有害な影響を示唆している。

（iv）日本外傷データバンク[*10]

　日本救急医学会診療の質評価指標に関する委員会と日本外傷学会Trauma Registry 検討委員会が中心となり構築した外傷に関するレジストリーである。外傷診療の質の向上を目的に、外傷患者に関わるデータを集積

*10：https://www.jtcr-jatec.org/traumabank/index.htm

している。参加施設の研究者による学術研究も多く実施されている。2024
年6月までに約200本の原著論文が出版されている。

【 研究例 】 体幹部外傷患者に対する超音波検査またはCTによる初期評価[9]

Focused assessment with sonography in trauma（FAST）
は、外傷患者の初期評価として広く知られている。しかし、血行動
態が安定した外傷患者において、FASTが患者の生存に寄与する
かどうかは不明である。本研究では、血行動態的に安定した体幹部
外傷について、初めにFASTを受けた患者とCT検査を受けた患
者のアウトカムを比較した。対象患者は9,942人のうち、8,558
人が初めにFASTを受け、1,384人が初めにCTを受けた。多変
量ロジスティック回帰では、FAST群とCT群の間で院内死亡率に
有意差は認められず、FAST群はCT群より有意に在院日数が長
かった。血行動態が安定している体幹部外傷患者には、初めにCT
を考慮すべきである。

3 | 患者レジストリーの新規構築

　患者レジストリーにおける入力項目の設定方法には、おおまかに2通りある。ひとつは、あらかじめリサーチ・クエスチョンを定めず、とりあえず膨大な数の項目を入力してもらい、その後に各研究者が個別のリサーチ・クエスチョンを設定し、それに沿うデータを抽出して利用するという方法である。もうひとつは、あらかじめリサーチ・クエスチョンを確定し、プロトコール・ベースで必要なデータのみを前向きに収集する方法である。研究デザインは、前者が後ろ向きコホート研究（retrospective cohort study）、後者が前向きコホート研究（prospective cohort study）である。

　多くの患者レジストリーは前者の方式を採用している。この方式は、データ入力担当者に多大な労力を強いることになり、入力されたデータの精度が低くなりうる。せっかく入力してもらった項目の多くが利用されず死蔵されてしまう恐れもある。その一方で、研究に必要なデータが取れていないこともある。

　後者の方式は、データ収集前の研究プロトコル作成の段階で、リサーチ・クエスチョンの調整や関係者間の合意形成に多大な労力と時間を有する。しかし、研究に必要な最低限のデータ項目数にとどまるため、データ入力担当者の負担軽減につながる。入力されたデータ項目が利用されずに死蔵されるリスクも低い。

　後者の方式を採用した患者レジストリーの構築の一例として、日本救急医学会関東地方会が行っている院外心停止患者に対する前向きレジストリー「Survey of Survivors after Cardiac Arrest in the Kanto Area in 2017（SOS-KANTO 2017）」を紹介する[11]。

　同学会は、2002年および2012年に、院外心停止に関する多施設共同研究（SOS-KANTO）を実施した。2017年にSOS-KANTO 2017として新しい研究レジストリーを立ち上げた。

---

[11]：http://jaam-kanto.umin.ne.jp/sos_kanto.html

（1）リサーチ・クエスチョンの募集とブラッシュアップ

　学会員に対してレジストリーへの参加とリサーチ・クエスチョンの募集を行った。46施設が応募し、100を超えるリサーチ・クエスチョンの申請があった。

　リサーチ・クエスチョンの申請書は、PE（I）CO形式に基づいていた。

　また、解析のために必要となる最小限のデータ項目の案と、統計解析方法の案もあわせて、申請書に記載が必要とされた。

　100以上のリサーチ・クエスチョンを内容別に10カテゴリーに分類し、カテゴリーごとに班を設け、班単位でリサーチ・クエスチョンのブラッシュアップを行った。具体的には、運営委員会の委員10名が各班の班長となり、東京大学臨床疫学・経済学教室の協力を得て、一つひとつのリサーチ・クエスチョンについて、FINER（Feasible, Interesting, Nobel, Ethical, Relevant）を検討した。

　特に、患者レジストリー研究としての実行可能性（feasibility）には細心の注意が払われた。収集するデータ項目が多すぎると、入力担当者の大きな負担となる。各リサーチ・クエスチョンを解明する必要最低限の項目に絞り込むために、一つひとつ丁寧に検討を行った。統計手法に関しても助言をする形で、班長から各研究者にフィードバックを行った。

　こうした綿密な作業を繰り返すことにより、リサーチ・クエスチョンはブラッシュアップされ、収集すべきデータ項目も確定した。最終的には、実施すべき研究テーマのリストと収集すべきデータ項目について、運営委員会にて決定がなされた。

（2）多施設からのデータ収集と解析

　2017 studyでは症例集積をMCDRS[*8]によるWebを用いた入力方式とした。

　入力項目のアラート機能や入力値制限機能、様々な入力支援テンプレート

も利用した。症例によって、自己心拍再開や入院の有無、薬剤投与の有無等が異なる。そのため、入力項目は各症例に合わせて約130項目から最大290項目まで変化するように設定した。特定の研究テーマにのみ必要な項目については、該当症例に限定した必須入力となるように設計した。

SOS-KANTO 2017では、若手研究者の育成にも力を入れ、特に初めて研究を行う研究者へのサポート体制を構築した。

解析を行う段階では、希望者は東京大学臨床疫学・経済学教室において、臨床疫学者に直接指導を受けながら解析を行うことができた。解析後の論文作成に関しても、担当班長および委員会メンバー、臨床疫学者のサポートのもとで、各研究者に執筆・投稿を行ってもらった。

（3） 本レジストリーの利点

本レジストリーは、事前にリサーチ・クエスチョンを確定し、プロトコール・ベースで必要なデータ項目のみに絞って前向きに収集するという方法をとった。その利点は、データ収集後すぐに統計解析・論文作成に移行できることである。収集したデータが確実に研究成果につながり、データが死蔵されるリスクは低い。

本レジストリーでは、リサーチ・クエスチョンを申請した施設の研究者が、そのリサーチ・クエスチョンに関する研究については優先的に実施できるというルールを定めた。それによって各施設の研究参加へのインセンティブが高まり、多数のリサーチ・クエスチョンの応募につながったと考えられる。

【 研究例 】 院外心停止患者に対する体温管理療法における神経筋遮断薬[10]

神経筋遮断薬（NMBA）は、院外心肺停止（OHCA）患者の体温管理療法（TTM）中にシバリングを抑制することができる。しかし、TTM中のNMBA使用の神経学的転帰に対する有用性は不明である。

2019年から2021年までにTTMを受けたOHCA患者を対象とした。欠損値に対して多重代入法を行い、傾向スコアによるオーバーラップ重み付け法により、NMBA使用群と非使用群間でアウトカム（良好な神経学的転帰）を比較した。

適格患者516例のうち、337例がTTM中にNMBAを受けた。NMBA群では非NMBA群と比較して神経学的転帰が良好である患者の割合が有意に高かった（32.7% vs. 20.9%；リスク差11.8%；95%信頼区間1.2%～22.3%）。初期にショック可能なリズムを有し、低酸素脳症を認めなかったサブグループでは、NMBA群が良好な神経学的転帰を示す割合が有意に高かった。

結論として、TTM中のNMBAの使用は、OHCA患者の退院時の良好な神経学的転帰と有意に関連していた。

文献

1. Dagan N, et al. BNT162b2 mRNA Covid-19 Vaccine in a Nationwide Mass Vaccination Setting. N Engl J Med. 2021；384：1412-23.

2. Ono S, et al. Comparative effectiveness of BNT162b2 and mRNA-1273 booster dose after BNT162b2 primary vaccination against the Omicron variants: A retrospective cohort study using large-scale population-based registries in Japan. Clinical Infectious Disease. 2023；76（1）：18-24.

3. Hashimoto Y, et al. Ocular adverse events after COVID-19 mRNA vaccination: matched cohort and self-controlled case series studies using a large database. Ophthalmology. 2023；130（3）：256-264.

4. Yamana H, et al. Effect of the 23-valent pneumococcal polysaccharide vaccine on the

incidence of hospitalisation with pneumonia in adults aged ≥65 years: retrospective cohort study using a population-based database in Japan. Clinical Microbiology and Infection. 2023 ; 29 (7) : 904-910.

5. Uemura K, et al. Duration of influenza vaccine effectiveness in the elderly in Japan: A retrospective cohort study using large-scale population-based registry data. Vaccine. 2023 ; 41 (19) : 3092-3098.

6. Fujishiro J, et al. Abdominal Drainage at Appendectomy for Complicated Appendicitis in Children: A Propensity-matched Comparative Study. Ann Surg. 2021 ; 274 (6) : e599-e604.

7. Sugiyama T, et al. Design of and rationale for the Japan Diabetes comprehensive database project based on an Advanced electronic Medical record System (J-DREAMS). Diabetology International 2017 ; 8 : 375-382.

8. Suzuki R, et al. Dopamine use and its consequences in the intensive care unit: a cohort study utilizing the Japanese Intensive care PAtient Database. Crit Care 2022 ; 26 : 90.

9. Kondo Y, et al. Initial focused assessment with sonography in trauma versus initial CT for patients with haemodynamically stable torso trauma. Emerg Med J. 2020 ; 37 (1) : 19-24.

10. Kawauchi A, et al. Neuromuscular blocking agents during targeted temperature management for out-of-hospital cardiac arrest patients. Am J Emerg Med. 2024 ; 81 : 86-91.

第 **3** 章

保険データベース

1. 保険データベースの研究利用
2. NDB
3. 介護 DB
4. 民間の保険データベース
5. DPC データ
6. バリデーション研究

1　保険データベースの研究利用

（1）アメリカの医療保険制度と保険データベース

　保険データベース（administrative claims database）を研究に利用する試みは、日本よりも先行して、欧米で進められてきた。

　アメリカには、65歳以上の全国民を対象としたMedicareおよび低所得者を対象としたMedicaidという公的医療保険が整備されている。65歳未満は原則として民間医療保険となっている。MedicareおよびMedicaidの保険データはCMS（Center for Medicare and Medicaid Service）が管理している。ResDAC（Research Data Assistance Center）[*1]は、ミネソタ大学公衆衛生学部に置かれた組織であり、MedicareおよびMedicaidデータの研究利用を支援している。全米の研究者は有償でMedicareおよびMedicaidデータの提供を受けられる。ResDACは保険データベースの研究利用のための申請手続書類の作成支援だけでなく、研究に適したデータ利用の提案といった研究支援も行っている。

　アメリカでは上記の公的保険データベースの他にも、民間保険データベースもいくつか存在し、それらを用いた臨床研究、疫学研究、ヘルスサービスリサーチ、医療経済・政策研究が大変に盛んである[1]。

（2）日本の医療・介護保険制度の概要

　日本の公的医療保険制度の保険者は複数存在する（表3-1）。大企業のサラリーマンとその被扶養者が被保険者である「組合健保」では、大企業が単独あるいは共同して設立した「健康保険組合」が保険者である。中小企業のサラリーマンとその被扶養者が被保険者である「協会けんぽ」は、「全国健康保険協会」が保険者である。公務員や私立学校職員が被保険者である「共済」は、各種の「共済組合」が保険者である。国民健康保険の保険者は各市

---

*1：https://www.resdac.org/

保険データベース　第3章

表　3-1　公的医療保険の保険者

保険の種別		保険者数	被保険者数 （万人）	被扶養者数 （万人）	給付費計 （億円）
健康保険	協会けんぽ	1	2,508	1,520	66,798
	組合管掌健康保険 （組合健保）	1,388	1,641	1,197	42,396
船員保険		1	6	6	215
共済組合	国家公務員共済	20	110	101	2,764
	地方公務員共済	64	306	257	9,032
	私学共済	1	61	34	1,623
国民健康保険	市町村国保	1,716	2,537	―	87,107
	国民健康保険組合	161	268	―	4,642
後期高齢者医療制度		47	1,843	―	157,556
合計		3,399	9,280	3,115	372,133

（厚生労働省．第24回医療経済実態調査（保険者調査）を参考に作成）

町村である。市町村が保険事業を行うために共同で「国民健康保険団体連合会（国保連）」という団体を設立しており、各都道府県に1団体ずつある。75歳以上等を対象とする後期高齢者医療制度については、都道府県ごとに設立されている「後期高齢者医療広域連合」が運営している。

　なお介護保険の保険者は市町村であり、被保険者は65歳以上の者（第1号被保険者）および40〜64歳の医療保険加入者（第2号被保険者）である。要支援・要介護認定を受けた場合に介護保険サービスが受けられる。

（3）レセプト

　臨床家にはご承知の通り、保険診療を行った病院・クリニック等は、医科（または歯科）診療報酬点数表に基づいて計算した患者ごとの診療報酬を毎月末に集計し、審査支払機関を介して保険者に診療報酬請求する。この書類をレセプト（診療報酬明細書）という。

　レセプトは、医科レセプト・DPCレセプト・歯科レセプト・調剤レセプ

トに区分される。レセプトに記録される情報には、医療機関情報、保険者情報、診療行為情報、医薬品情報、特定器材情報等がある。レセプトは電子化されており、レセプト電算マスターコードには、傷病名マスター、診療行為マスター、医薬品マスター、特定器材マスター等がある。

レセプトデータに含まれる具体的な項目には、(i)診療開始日・診療実日数、(ii)初診・再診、時間外等、(iii)医学管理（医師の指導料等）、(iv)疾病名、(v)投薬、(vi)注射、(vii)処置、(viii)手術、(ix)検査、(x)画像診断、(xi)請求点数（1 点につき 10 円）等がある。

保険データベース研究では、レセプトの構造を理解することが重要となる。

社会保険診療報酬支払基金のホームページに、医科・DPC・調剤・歯科それぞれの「電子レセプト作成の手引き」が掲載されている[2]。例えば医科の「手引き」には、各種レコード（医療機関情報レコード、レセプト共通レコード、保険者レコード、傷病名レコード、診療行為レコード、医薬品レコード、特定器材レコード等）のフォーマットと記録方法が記載されている。

医療事務担当者向けの「診療報酬情報提供サービス」のホームページは、保険データベース研究を行う研究者にとっても、レセプトの構造を理解するために有用である[3]。電子レセプト作成のための各種の基本マスター（傷病名マスター、医科診療行為マスター、医薬品マスター、特定器材マスター、歯科診療行為マスター、歯式マスター、調剤行為マスター等）を検索・ダウンロードできる。

傷病名マスターは、「レセ電算傷病名マスター」と、一般財団法人医療情報システム開発センター（MEDIS-DC）提供の「ICD10 対応電子カルテ用標準病名マスター」が相互に対応付けられている[4]。

医科診療行為マスターは、検査、手術、処置等に係る診療報酬点数情報を収載している。「検査」については、レセ電算診療行為コードと日本臨床検査医学会制定の臨床検査項目分類コード（JLAC10）を対応付けた「標準臨床検査マスター」がある。「手術・処置」については、レセ電算診療行為コードと ICD-9-CM コードを対応付けた「標準手術・処置マスター」が MEDIS-DC により公表されている。

---

[2] : https://www.ssk.or.jp/smph/seikyushiharai/iryokikan/iryokikan_02.html
[3] : https://shinryohoshu.mhlw.go.jp/shinryohoshu/
[4] : https://www.medis.or.jp/

医薬品コードは目的別に多数存在し、レセ電算医薬品マスターの医薬品コード、薬価基準コード、YJ コード、JAN コード等がある。これら 4 種類のコードに対応した「標準医薬品マスター」が MEDIS-DC により公表されている。

(4) 日本の保険データベースの類型

日本でも保険データベースが徐々に整備され、臨床研究等への利活用が広がりつつある。日本の保険データベースには、レセプトデータベースと、後述する DPC データベースが含まれる。

レセプトデータベースと言っても、大小さまざまなものがある。日本では公的医療保険の保険者が多岐にわたっており、国保のレセプトは各都道府県の国保連に、組合健保のレセプトは各健康保険組合に、協会けんぽのレセプトは全国健康保険協会に、共済のレセプトは各共済組合に、という形でバラバラに存在している。いくつかの保険者は、自前のレセプトを集積したレセプトデータベースを構築し、行政目的やヘルスプロモーション目的等に利用している。例えば国保データベース（KDB）システム等がある。

厚生労働省はすべての保険者の特定健診・レセプトデータを収集し、NDB を構築している。また、全国の介護レセプトデータを収集し、介護DB を構築している。これらのデータを第三者（アカデミア・製薬企業等）にも提供している。

いくつかのデータベース関連の民間企業が独自に、複数の健保組合や自治体から特定健診・レセプトデータを収集し、NDB と比べれば小規模なレセプトデータベースを構築し、アカデミアや製薬企業等向けに提供している。

本章では、日本の様々な保険データベースのうち、NDB、介護 DB、民間の保険データベース（JMDC データ、DeSC データ）、DPC データを取り上げ、それらの概要、利点と限界、実際の研究応用例を紹介する。

2 | NDB

(1) NDBとは

NDB（National Database of Health Insurance Claims and Health Checkup, レセプト情報・特定健診等情報データベース）は、「高齢者の医療の確保に関する法律（高確法）」に基づき、匿名化されたレセプト情報および特定健診・特定保健指導情報を厚生労働省が全国から収集し構築した超巨大なデータベースである。最近は「匿名医療保険等関連情報データベース（NDB）」と称されている。

特定健診・特定保健指導情報とは、40歳以上75歳未満の被保険者および被扶養者を対象とするいわゆる「メタボ健診」の検査データや問診データ、保健指導に関する情報である。詳細は厚生労働省の「匿名医療保険等関連情報データベースの利用に関するホームページ」[5]を参照されたい。

患者の氏名、生年月日の「日」、カルテ番号、被保険者証（手帳）等の記号・番号といった個人情報は、元データに復元できない疑似乱数（ハッシュ値）に変換された後、すべて削除される。提供されたデータセットの中にあるハッシュ値を患者IDとして用いることで、データの縦断化が可能である。

厚生労働省は2013年度からNDBデータの第三者提供を本格的に開始し、主に研究者向けにNDBデータを提供している。2020年からは民間利用にも提供されている。

1）NDBの研究利用上の利点

NDBの研究利用上の利点として、第1に、日本全国で実施された保険診療のほぼすべてが網羅された悉皆（しっかい）に近いデータベースであり、母集団代表性に優れていることが挙げられる。第2に、保険者からデータを収集してい

---

[5]：http://www.mhlw.go.jp/stf/seisakunitsuite/bunya/kenkou_iryou/iryouhoken/reseputo/index.html

るので、患者が異なる病院やクリニックに移っても個人レベルでの追跡性が担保されている。この点は、後述の DPC データと比較した場合の NDB データの利点といえる。

2) NDB 研究、第 1・第 2 の壁

NDB データ利用申請の形態としては、「特別抽出」、「サンプリングデータ」、「集形表」の 3 つがある。「サンプリングデータ」と「集形表」では横断研究しかできない。縦断データを用いた研究、つまり後向きコホート研究を行うには、「特別抽出」を申請する必要がある。

「特別抽出」の申請には、研究テーマを限定し、研究プロトコールの作成とデータ項目の正確な指定を行う必要がある。さらに、提供されたデータを保管するためのセキュリティの整った環境を研究者が事前に自前で用意する必要がある。その上で、「専門家会議」の審査を経て、申請が認められればデータ提供される。

悩ましいことに、この厳格な申請システムが NDB データ利用の第 1 の壁となっている。また、利用承諾からデータ入手までに長期間を要し、これが第 2 の壁となっている。

なお、データ入手までの期間を短縮するいくつかの試みが 2024 年以降に講じられることになった。詳しくはホームページ[5]を参照されたい。

3) NDB 研究、第 3 の壁

NDB データ入手後、データハンドリングの困難さが第 3 の壁となって立ちはだかる。全国から集めた悉皆データであるから、その容量はとてつもなく膨大である。そもそもレセプトは研究用に作られているわけではなく、そのままでは研究にそぐわないデータ形式になっている。データを構造化し、研究用データに変換する作業が難航を極める。

これから NDB データの利用申請を検討しようという読者は、奥村泰之氏

らの執筆による「レセプトの落とし穴」という論説をぜひ一読されたい[2]。レセプトから在院日数や再入院率を正確に算出するには様々な操作が必要であること、傷病情報がDPC病院と非DPC病院との間で統一されていないこと、外来レセプトの傷病名が治癒しても残り続けるため正確な患者数を把握できないこと、医薬品の使用量と調剤数量のデータが不確実であること、医薬品情報・医薬品マスターの整備が必要であること、保険離脱によって患者が追跡不能となること等々、NDBデータには数々の落とし穴がある。

4) NDB研究、第4の壁

さらに第4の壁が、データそのものの限界である。NDBデータには、患者のリスクや重症度を調整するデータが不足している。アウトカムデータもあまりない。

例えば、レセプトデータにがんのステージに関する情報はない。したがって、NDBを用いたがんの治療効果比較は難しい。

NDBには被保険者台帳のデータがない。レセプトの転帰区分から「死亡」を抽出できるものの、この情報がやや不正確であり、死亡が記録されないことがある事実はよく知られている。また、医療機関外の死亡は記録されない。したがって、在院死亡はある程度正確に捉えられても、長期生存をアウトカムとする研究は困難である。なお、この問題を解消するために厚生労働省は、死亡届等から得た死亡情報をNDBと連結し、死亡時点の情報をNDB側に付与し、2024年秋以降に順次提供することとした。

（2）NDBの研究例

NDBデータについての4つの壁を乗り越えて国際誌に掲載された研究例を紹介しよう。

保険データベース　第3章

【 研究例 】　歯科医による術前口腔ケアによるがん手術後肺炎の減少[3]

【背景】がん手術患者において、術後肺炎の発症率は3%前後と報告されている。歯科医が術前に口腔ケアを実施することにより、口腔内の清潔を保ち、唾液中の細菌量を減らすことにより、術後肺炎の発症を低減できることが期待される。しかし、大規模な患者データを用いてその効果を実証した研究はこれまでほとんどない。本研究では、NDBデータを用いて、歯科医による術前口腔ケアががん手術後患者の術後肺炎発症率や死亡率を減少させるかどうかを検証した。

【方法】2012年5月～2015年12月にがん（頭頸部・食道・胃・大腸・肺・肝臓）手術を受けた患者を対象とした。なお、術前口腔ケアを一例も行っていない病院で手術を行った患者、入院時に肺炎の病名がある患者等は除外した。

「周術期等口腔機能管理料」が手術30日前までに算定されている患者を「歯科医による術前口腔ケア」あり群（曝露群）、算定されていない患者は「歯科医による術前口腔ケア」なし群（対照群）、と定義した。

患者の背景因子による影響を調整するために、性別、年齢等の基本特性の他に、入院日の12ヶ月前まで遡り、その間に発生した医科レセプト、歯科レセプト、調剤レセプトから既往歴・薬剤の使用歴（高血圧の有無、糖尿病の有無、抗血栓薬の内服の有無等々）等を調べ、396個の共変量をデータベースから抽出した。「傾向スコアによる逆確率重み付け法」を用いて患者背景を調整した。

【結果】解析対象となる患者は50万9,179人であり、そのうち8万1,632人（16.0%）が歯科医による術前口腔ケアを受けていた。対照群と比較して、曝露群では、術後肺炎の発生率が0.48%低く、手術後30日以内の死亡率は0.12%低くなっていた（表

51

3-2)。

【考察】本研究結果から、歯科医による術前口腔ケアは、がん手術を受けた患者の術後合併症および死亡の減少と有意に関連していた。本研究は、リアルワールドの医療現場における歯科医による術前口腔ケアの有用性について、医療従事者・患者の双方にとって重要な情報のひとつとなることが期待される。がん手術を担当する医師は、合併症を回避するための戦略を練り直し、より積極的に術前の口腔ケアを歯科医に依頼することが得策かもしれない。

表 3-2 術後曝露群・対照群間のアウトカムのリスク差

	曝露群 ($n = 81,632$)	対照群 ($n = 427,547$)	リスク差 （95%信頼区間）	p 値
術後肺炎	3.28%	3.76%	−0.48% （−0.64〜−0.32）	< 0.001
術後30日死亡	0.30%	0.42%	−0.12% （−0.17〜−0.07）	< 0.001

本研究論文は、外科の主要誌である『British Journal of Surgery』に掲載された。

【 研究例 】 眼外傷または内眼手術後の交感性眼炎[4]

【背景】交感性眼炎は、眼外傷または内眼手術後（inciting event）を契機に自己免疫性に発生する、稀な両眼性肉芽腫性ぶどう膜炎である。本研究は、NDB を用いて、inciting event 後の交感性眼炎の発生率を推計することを目的とした。

【方法】2012 年〜 2019 年の期間に、眼外傷（ICD-10 コード：S052–S057）もしくは内眼手術（硝子体手術等の各内眼手術）

保険データベース　第3章

を行った患者を対象とした。各患者の追跡開始は inciting event の
初回発生日とし、inciting event 後のリスク期間を 1 年間とした。
【結果】inciting event を受けた計 888,041 眼のうち 263 眼が
交感性眼炎と診断された。5 年間の累積発生率は 0.044％と推計
された。男女間で発生率で有意差は認められず、40 歳代の発生率
が 0.104％と高値であった。過去 1 年以内に inciting event を
受けていない場合の 5 年発生率は 0.036％であった。過去 1 年
以内に inciting event を受けた場合の 5 年発生率は、外傷あり群
が 0.469％、外傷なし群が 0.072％であった。
【結論】日本全国の悉皆データである NDB を用いて、希少疾患で
ある交感性眼炎の発生率を推計できた。
　本研究論文は、眼科のトップジャーナルである『Ophthalmology』
に掲載された。

（3）NDB オープンデータ

　NDB オープンデータは、NDB データのあらかじめ定式化された基礎的
な集計表である。厚生労働省のホームページから分析サイトを利用できる*6。
　具体的には、①医科診療行為、②歯科診療行為、③調剤行為、④歯科傷
病、⑤処方薬、⑤特定保険医療材料、⑥特定健診検査項目、⑦特定健診質問
票項目について、「都道府県別」、「性・年齢階級別」、「診療月別」、「二次医
療圏別」のクロス集計表が作成されている（なお、集計表に含まれる各セル
の数値が 10 未満である場合、具体的な数値は伏せられ、「−」と表示され
ている）。これらの集計表を参照することにより、日本全国の医療サービス
の提供実態の概要を把握できる。
　NDB データを用いた研究は最近増加しつつあり、NDB オープンデータ
を用いた研究も散見される。2022 年 8 月から 2024 年 7 月の 2 年間に

*6：https://www.mhlw.go.jp/ndb/opendatasite/

出版された、NDB データを用いた研究の英文原著論文は 69 編、NDB オープンデータを用いた研究の英文原著論文は 25 編であった[5]。

| Column |

NDB 申請における禅問答

　NDB も介護 DB も DPCDB も、申請に当たっては、厚労省の下請け業者が担当している窓口で「事前相談」を受けなければならない。厚労省のホームページによると、これは「事務処理を円滑に行うため」とのことである。実際のところ、事務処理は全く円滑ではない。実はこの「事前相談」が、申請者にとって最大のハードルである。申請者が窓口に申請書案を提出すると、窓口担当者が微に入り細を穿った数十項目（ときには百項目以上）の指摘事項を挙げてくる。

　NDB の利用に当たって、専用ルームとサーバーを用意する必要がある。提供されたデータの分析作業以外、その部屋を利用してはならない。部屋の入退室記録も求められる。窓口担当者が、「取扱者以外が無断で入室しないような対策についてご記載ください」等と要求してくる。申請者は、部屋のお掃除のおばさんをどうすればいいのか、と悩むことになる。私の研究班では、NDB 部屋のお掃除は研究者がやることにした。

　NDB 部屋には窓がついていてはならない、とかつて指摘されたことがある（なおこの窓なし要件は、今は緩和されているらしい）。窓が破壊され外部者が侵入し、情報漏洩が起こる可能性があるから、とのことであった。（他の研究者からの伝聞情報なので定かではないが）高層階にあって鍵のない窓がついている部屋は OK だったらしい。その場合、「窓側を向いているモニターを外部から窃視される危険性がないかどうかご記載ください」等と指摘されたという。隣に高い建物はないので、犯人がスパイダーマンのごとく壁伝

いに登ってくるか、ゴンドラに乗って屋上から降下するか、ヘリコプターでホバリングしない限り、窓越しにモニターを窃視されることはないだろう、等と答えるほかなかったかもしれない。

さて、このような事例は枚挙にいとまがない。こうした禅問答のようなやり取りが、数十項目にわたって続く。NDBの申請を経験した多くの研究者が、「二度とやりたくない」と述懐する。NDBの申請手続きが、何故にかくも混迷の悲境を彷徨しているのか？

大元をたどれば、あまりに厳しすぎるガイドラインのせいである。そもそも個人識別情報は完全に削除され、年齢すら5歳刻みに丸められほぼ匿名化されたデータに対して、求められるセキュリティ基準が高すぎる。また、「個人情報保護」という規制の目的と手段が不適合である。個別に見れば、目的の達成にほとんど寄与しない手段が多く、規制のコストばかりかかっている。こうした意見は、NDBの第三者提供が始まった当初からあった。

では、ガイドラインを改めるべきか？　事はそう単純ではない。日本に住む人々は「個人情報保護」に対してことさら敏感である。政府は、情報漏洩そのものだけでなく、情報漏洩の可能性をほんの少しでも疑われるようなことすら避けなければならない。いきおい、法律もガイドラインも厳しくなる。一度できあがってしまったガイドラインを改正するのは、よほどのエネルギーが必要である。

そういう厳しいガイドラインの運用が、官僚自身ではなく、権限のない民間業者に任せられている。おそらく業者に何ら悪意はなく、ただ職務に忠実なのである。

当面、われわれ研究者がなすべきことは何か？　耐えることである。一見すると理不尽な要求も、相手の立場に立って考えれば、さほど理不尽とも思わなくなるかもしれない。禅問答を続ければ、いずれ悟りの境地に達するだろう。

3 | 介護DB

(1) 介護DBとは

　介護保険総合データベース（介護DB）は、匿名化された介護レセプト等の全国データベースである。厚生労働省が2013年度から運用している。2018年より「要介護認定情報・介護レセプト等情報の提供に関するガイドライン」に基づき、データが第三者提供されている。詳細は介護DBのホームページを参照されたい[7]。

　提供形式はNDBと同様、特別抽出、サンプリングデータセット、集計表情報の3種類である。NDBオープンデータと同様、介護DBオープンデータも公開されている[8]。

　2020年より、NDBとの連結データの第三者提供も開始された。医療・介護データ等解析基盤（Healthcare Intelligence Cloud, HIC）の構築も進められている。

　介護DBを用いた研究を進めるには、介護保険制度の深い理解と介護の実践経験を前提に、介護にかかわるリサーチクエスチョンを構築し、その解明に必要不可欠なデータ項目を適切に選択して厚生労働省へ利用申請を行う必要がある。

(2) 介護保険制度の概要

1）介護保険法

　2000年に施行された介護保険法は、「加齢に伴って生ずる心身の変化に起因する疾病等により要介護状態となり、入浴、排泄、食事等の介護、機能訓練並びに看護および療養上の管理そのほかの医療を要する者等について、これらの者が尊厳を保持し、その有する能力に応じ自立した日常生活を営む

---

[7]: https://www.mhlw.go.jp/stf/shingi2/0000198094_00033.html
[8]: https://www.mhlw.go.jp/stf/seisakunitsuite/bunya/hukushi_kaigo/kaigo_koureisha/nintei/index_00009.html

ことができるよう、必要な保健医療サービスおよび福祉サービスに係る給付を行うため、国民の共同連帯の理念に基づき介護保険制度を設ける」と規定している。

介護保険の保険者は市町村である。被保険者は 65 歳以上の高齢者および 40 歳以上 65 歳未満の「特定疾病」に該当する患者である。特定疾病とは、心身の病的加齢現象との医学的関係があると考えられる疾病であり、関節リウマチ、筋萎縮性側索硬化症、初老期認知症、パーキンソン病関連疾患、等がある。

サービス利用者の自己負担割合は 1 割である。介護保険サービスを受けるには、要介護認定または要支援認定受けなければならない。要介護状態は要介護 1 から要介護 5 までの 5 段階、要支援状態は要支援 1 と要支援 2 の 2 段階に区分される。

2) 要介護認定のプロセス

（ⅰ）一次判定

市町村の認定調査員等により、心身の状況に関する調査（74 項目）が行われる。5 分野（直接生活介助、間接生活介助、認知症の行動・心理症状関連行為、機能訓練関連行為、医療関連行為）について算出された要介護認定等基準時間等のデータをもとに、コンピュータによる一次判定が行われる。

（ⅱ）二次判定

介護認定審査会において、一次判定結果と主治医意見書等に基づき二次判定が行われる。

（3）介護 DB に含まれる情報

介護 DB には、介護レセプト情報および要介護認定情報が含まれる。2021 年より、LIFE の情報も追加された。

1) 介護レセプト情報

下記の介護保険サービスが利用された場合、介護レセプトが作成され、所定の介護診療報酬点数が算定される。

①施設サービス

特別養護老人ホーム（特養）、介護老人保健施設（老健）、介護療養型医療施設、介護医療院

②居宅サービス

訪問介護（ホームヘルプ）、訪問入浴介護、訪問看護、訪問リハビリテーション、通所介護（デイサービス）、通所リハビリテーション（デイケア）、居宅療養管理指導、短期入所生活介護・短期入所療養介護（ショートステイ）、特定施設入所者生活介護（有料老人ホーム等における介護）、福祉用具貸与、特定福祉用具販売、住宅改修

③地域密着型サービス

定期巡回・随時対応型訪問介護看護、夜間対応型訪問介護、小規模多機能型居宅介護、看護小規模多機能型居宅介護、認知症対応型通所介護、地域密着型通所介護（小規模デイサービス）、認知症対応型共同生活介護（グループホーム）、地域密着型特定施設入居者生活介護、地域密着型介護老人福祉施設入所者生活介護

2) 要介護認定情報

申請時点の年齢区分、性別、申請区分（新規、更新等）、最終的に判定された要介護認定の区分に加えて、以下が含まれる。

要介護認定の一次判定における情報：

（ⅰ）「心身の状況に関する調査」における 74 項目の基本調査

（ⅱ）主治医意見書のうち、短期記憶、認知能力、伝達能力、食事行為、認知症高齢者の日常生活自立度の項目

（ⅲ）要介護認定等基準時間

（ⅳ）一次判定結果

要介護認定の二次判定における情報：

認定有効期間および二次判定結果

3) LIFE 情報

LIFE 情報とは、利用者の状態・ケアの内容等の情報であり、利用者情報、科学的介護推進情報、栄養・摂食嚥下情報、栄養ケア計画等情報、口腔衛生管理情報、口腔機能向上サービス管理情報、興味関心チェック情報、生活機能チェック情報、個別機能訓練計画情報、リハビリテーション計画書、リハビリテーション会議録、リハビリテーションマネジメントにおけるプロセス管理票、生活行為向上リハビリテーション実施計画書、褥瘡マネジメント情報、排せつ支援情報、自立支援促進情報、薬剤変更情報、ADL 維持等情報、等が含まれる。

(4) 介護 DB を用いた研究の実践

介護 DB の長所として、NDB と同様に悉皆性が挙げられる。

介護 DB の短所として、介護報酬に関連する情報が主体であり、ケアの質の評価は難しい。医療サービス利用に関する詳細な情報は含まれず、要介護度の情報を除いて患者の身体状況に関する情報は少ない。つまり、リスク調整因子に関する情報が乏しい。一つの解決策として、介護 DB と NDB の連結データの活用が有用である。

介護 DB を活用する研究のチームには、大規模データをハンドリングするデータサイエンスのスキルを持った研究者だけでなく、介護保険制度や介護の現場を熟知している研究者の参画も必須であろう。さらに、医療・看護の専門家の参画も必要である。

【 研究例 】 介護老人保健施設入所者の機能低下に加算が及ぼす影響[6]

　　介護研究をはじめとするヘルスサービスリサーチの第一人者である、筑波大学の田宮菜奈子教授らによる研究である。

【背景】介護報酬における「加算」は、介護サービス事業者に対する重要なインセンティブの一つである。本研究の目的は、日本の介護老人保健施設入所者の機能低下に対する加算の効果を推定することである。

【方法】2014 年度に新規に介護老人保健施設に入所した 65 歳以上の高齢者を対象とした。全国の介護レセプトデータと介護サービス施設・事業所調査のデータをリンクさせた。加算ありの対象者を曝露群、加算なしの高齢者を対照群とし、要介護度の悪化を主要アウトカムとした。個人および施設の要因を調整した競合リスク回帰を行った。死亡、入院、自宅への退院、他の介護施設への転院は競合イベントとして扱った。

【結果】ベースライン時には、3,724 の介護老人保健施設における146,311 人の入所者が対象となった。ほとんどの加算項目が、要介護度の悪化防止と関連していた。個人レベルでは、入所前後訪問指導加算が要介護度の悪化防止と最も強い関連を示した。しかし、この加算が算定された入所者はわずか 8%であった。施設レベルでは、在宅復帰支援加算および栄養管理加算を算定している入所者は、要介護度の悪化防止と関連していた。

【結論】本研究の結果は、政策立案者にとって、加算の算定をモニタリング・評価する上で特に有益であり、ケアの質を向上させるための視点となるであろう。

　　本研究論文は『Age and Aging』に掲載された。

4 | 民間の保険データベース

（1） JMDC データ

1） JMDC データの概要

　JMDC データは、株式会社 JMDC[9] が有償で提供する商用のデータである。JMDC Claims Database は、健康保険組合の加入者台帳、特定健診・レセプトデータを含む。JMDC 医療機関データベースは、契約医療機関のレセプトと DPC データを含む。一部の医療機関より、血液・尿検査結果のデータも収集している。

　JMDC Claims Database は、2005 年よりデータを蓄積しており、累積母集団数は約 1,700 万人（2024 年時点）である。患者ごとに一意な ID が付与されており、NDB データと同様、転院や複数施設受診があっても縦断的に追跡が可能である。また、NDB データと異なり、加入者台帳のデータもあり、死亡の情報も得られる。家族 ID もあるため、夫婦や親子を紐付けることも可能である。

　欠点のひとつは、NDB に比べればデータ規模が小さいこと。もうひとつは、健康保険組合のデータしかなく、後期高齢者医療制度のデータは含まれないため、高齢者を対象とした研究には向いていないことである。

　JMDC データ利用は有償であり、その原資の調達が利用者にとっては最大の壁である。しかし NDB データにおける第 1・第 2・第 3 の壁は、JMDC データには当てはまらない。第 4 の壁は NDB データと同様である。JMDC データはクリーニング済みであり、ハンドリングしやすい形式に整理されている。データ入手後にすぐにデータ分析に着手できる利便性は、NDB データとは雲泥の差である。その利便性が奏功しているのか、実際に JMDC データを用いた研究の原著論文は多数出版されている[10]。

---

[9] : https://www.jmdc.co.jp/
[10] : https://www.phm-jmdc.com/publications

2）JMDC データを用いた研究例

【 研究例 】 新ガイドラインに基づく高血圧分類と心不全および心房細動との関連[7]

【背景】収縮期血圧 140mmHg 以上あるいは拡張期血圧 90mmHg 以上を高血圧と診断することが一般的である。2017 年に発表された米国のガイドラインでは、この閾値を下げ、収縮期血圧 130 〜 139mmHg または拡張期血圧 80 〜 89mmHg をステージ 1 高血圧と定義し、従来の収縮期血圧 140mmHg 以上あるいは拡張期血圧 90mmHg 以上をステージ 2 高血圧と定義した。

　本研究では、2017 年米国ガイドラインに準じた血圧分類に基づく高血圧による循環器疾患（心不全や心房細動）のリスクを推計した。

【方法】JMDC Claims Database を用いて、2010 年 1 月から 2018 年 8 月までの期間に特定健診を受診した男女を対象とした。降圧薬内服や循環器疾患の既往歴のあるケースは除外した。収縮期血圧（sBP）< 120mmHg かつ拡張期血圧（dBP）< 80mmHg を正常血圧、sBP120-129mmHg かつ dBP < 80mmHg を正常高値、sBP130 〜 139mmHg または dBP80-89mmHg をステージ 1 高血圧、sBP ≧ 140mmHg または dBP ≧ 90mmHg をステージ 2 高血圧とした。アウトカムを心不全および心房細動とし、多変量 Cox 回帰を用いて血圧とアウトカムの関連を分析した。

【結果】対象は 2,196,437 人（平均年齢 44 ± 11 歳、58%が男性）であり、正常血圧群が 1,155,885 人、正常高値群が 337,390 人、ステージ 1 高血圧群が 459,820 人、ステージ 2 高血圧群が 243,342 人であった。平均観察期間は 1,112 ± 854 日であった。28,056 人が心不全、7,774 人が心房細動と診断された。Cox 回

保険データベース 第3章

帰の結果は表 3-3 の通りとなった。

表 **3-3** 正常血圧と比較したリスク

	心不全ハザード比 （95%信頼区間）	心房細動ハザード比 （95%信頼区間）
正常高値	1.10 （1.05 〜 1.15）	1.07 （0.99 〜 1.17）
ステージ 1 高血圧	1.30 （1.26 〜 1.35）	1.21 （1.13 〜 1.29）
ステージ 2 高血圧	2.05 （1.97 〜 2.13）	1.52 （1.41 〜 1.64）

【結論】従来の高血圧の診断基準（140/90mmHg 以上）よりも低い段階から、心不全や心房細動のリスクが上昇する可能性が示唆された。

　本論文は循環器系のトップジャーナルである『Circulation』に掲載された。

(2) DeSC データ

1) DeSC データの概要

　DeSC データは DeSC ヘルスケア株式会社により 2020 年から提供されている[*11]。その特徴として、健康保険（健保）、国民健康保険（国保）、後期高齢者医療制度の特定健診・レセプト情報が含まれる。そのため、小児から後期高齢者にわたる情報が得られる。

　医薬品名称には、各薬剤の薬剤コードと成分名に加えて、WHO の ATC コードと欧州医薬品市場調査協会による ATC コードが付記されている。

　DeSC データには、NDB と同様に、登録されている被保険者の約 2 割強について特定健診情報が含まれる。身長・体重、腹囲、血圧、血液・尿検査、保健指導レベル、生活歴・現病歴に関する質問票の情報等が含まれる。

*11：https://desc-hc.co.jp/

2) DeSC データベースの母集団代表性

　日本に居住する人々全体を母集団と考えた場合、健保・国保および後期高齢者のいずれか単独のデータベースでは、母集団から乖離した標本になる。健保の被保険者はサラリーマン等、国保の被保険者は自営業者や退職者等であり、両者は年齢分布、年収を含む社会経済状況、健康状態が異なっていると考えられる。健保の中でも特に組合健保の被保険者集団は比較的大企業に勤める労働者であり、協会けんぽの被保険者集団（比較的中小企業に勤める労働者）とも背景が異なる。

　DeSC データベースには、健保、国保および後期高齢者のデータがすべて含まれる。DeSC データベースの母集団代表性について検証した先行研究では、(i) DeSC データベースに含まれる集団の性・年齢分布は、国勢調査データとほぼ類似（65 〜 74 歳の年齢層のみ、DeSC データベースにおける割合が高い）、(ii) DeSC データベースを用いて推計した糖尿病・高血圧の性・年齢階級別の有病率は、国民健康・栄養調査の集計結果とほぼ類似、(iii) DeSC データベースを用いて推計した性・年齢階級別の胃がん手術実施件数（人口百万人当たり）は、NDB オープンデータの集計結果とほぼ類似していた[8,9]。

　DeSC データベースを利用することにより、NDB 以外では難しかった、全年齢層の外来・入院を含めた特定健診・レセプト情報を用いた臨床疫学やヘルスサービスリサーチが可能である。NDB は申請やデータハンドリングのハードルが高い。その代替的な手段として、DeSC データベース利用が推奨されよう。

3) DeSC データを用いた研究

【 研究例 】 ICU 入室患者の配偶者の精神疾患と COVID-19 パンデミックの関連[10]

【背景】COVID-19 のパンデミックに伴い、ICU 患者の家族は、面会の禁止や主治医との面会機会の減少等に遭遇した。このような変化は、患者家族の精神状態に影響を与える可能性がある。しかし先行研究は対照集団がないために限界があった。

COVID-19 パンデミックに関連した ICU での家族へのケアの変化が、ICU 患者の配偶者の精神状態に与える影響を、分割時系列デザインを用いて検証した。

【方法】DeSC データの 2019 年 4 月 1 日から 2021 年 2 月 28 日までのデータを用いた。2020 年 4 月 1 日を境に COVID-19 パンデミック前とパンデミック中に分割した。

家族 ID を用いて、ケースは ICU 入院患者の配偶者を同定した。コントロールはケースの入院日と同日に ICU に入院していなかった者の配偶者を同定した。ケースとコントロールは、生年月と性別で 1：10 マッチングされた。アウトカムは 90 日以内の精神障害の発生とした。統計解析には、対照あり分割時系列分析（controlled interrupted time series analysis）を用いた。

【結果】90 日以内の精神障害の発生割合は以下のとおりである。

	COVID-19 流行前	COVID-19 流行中
ケース （n = 5,524）	17.9%	21.5%
コントロール （n = 51,603）	17.0%	17.5%

分割時系列分析では、COVID-19 流行中にコントロール群と比較してケース群の精神障害の割合が上昇していた（＋ 4.5%、

95％信頼区間＋0.01％～＋8.98％）。

【結論】COVID-19 パンデミックに関連した ICU での家族へのケアの変化が、ICU 患者の配偶者における精神障害の増加と関連していた。

　本研究論文は、集中治療領域のトップジャーナルでは『Intensive Care Medicine』に掲載された。

5 | DPC データ

（1）DPC データとは

　Diagnosis Procedure Combination（DPC）とは我が国で独自に開発された診断群分類であり、患者集団を診断（Diagnosis）と処置（Procedure）を用いて分類するシステムである。DPC は入院医療費の 1 日あたり包括支払システム（DPC/per diem payment system, DPC/PDPS）にも利用されている。

　DPC 対象病院は日本全国で千数百に上る。厚生労働省は「DPC 導入の影響評価に係る調査」を毎年実施し、その集計結果をホームページ[12] に公表している。DPC 病院が作成を義務付けられている入院患者データ（DPC データ）には、様式 1（患者基本情報）や EF ファイル（診療行為明細情報）等が含まれる。

　厚生労働省は DPC データを主として DPC 診療報酬点数の改訂に利用している。さらに多くのアカデミアの団体や病院団体が、厚生労働省とは独立して、DPC 病院から DPC データを研究目的で収集・利用している。

　したがって「DPC データベース」とは単一のデータベースではなく、種々の主体が個別に運営するいくつもの DPC データベースが存在する。

　厚生労働省は、全国の DPC 病院から匿名化された DPC データを収集し、匿名診療等関連情報データベース（DPCDB）を構築・運営し、研究目的でのデータ提供を実施している。2022 年 4 月から「個票情報」での提供が開始された。また、DPCDB と NDB の連結データの提供も開始された[13]。

　厚生労働科学研究・DPC データ調査研究班は、厚生労働省とは独立して、全国の DPC 病院から個別に同意を得た上で、匿名化された DPC データを収集し研究に利用している。研究班が収集する DPC データの参加施設数は 2010 年度以降 1,000 施設を上回り、年間症例数は 700 万件を超える。同研究班の DPC データベースを活用した臨床研究論文は数百編刊行されて

---

[12]：http://www.mhlw.go.jp/bunya/iryouhoken/database/sinryo/dpc.html
[13]：https://www.mhlw.go.jp/stf/seisakunitsuite/bunya/kenkou_iryou/iryouhoken/dpc/index.html

いる。

　日本循環器学会は循環器疾患診療実態調査（JROAD）において DPC データを収集する事業を実施している[14]。その他、いくつかの学会や病院団体、営利企業（MDV, JMDC 等）等も DPC データを収集している。

　DPC データこそ、日本の様々な RWD の中で、現在最も多くの研究成果を挙げ、医療に最も大きなインパクトを与えているデータといえる。

（2）DPC のデータ項目

　DPC データは診療プロセス・データに加えていくつかの臨床データも含まれていることが、レセプトデータを凌駕する利点である。NDB データや JMDC データには含まれない各種の臨床情報が様式 1 や H ファイルに含まれている。

1）様式 1

　様式 1 において、「主傷病名」、「入院の契機となった病名」、「医療資源を最も消費した病名」、「医療資源を 2 番目に消費した病名」、「入院時併存症」、「入院後合併症」は日本語テキストおよび国際疾病分類改訂第 10 版コード（ICD-10）を用いて入力される。

　「入院時併存症」と「入院後合併症」は区別して入力される。この点は、他国の保険データベースには見られない、DPC データの長所である。

　以下に、様式 1 の入力項目（2024 年度）を示す。

（ⅰ）入退院情報

　施設コード、診療科コード、入院年月日、退院年月日、入院経路、他院よりの紹介の有無、自院の外来からの入院、予定・救急医療入院の別、救急車による搬送、退院先、退院時転帰、24 時間以内の死亡の有無、入院前・退院後の在宅医療の有無、前回退院年月日、前回同一疾病で自院入院の有無、

---

[14]：https://www.j-circ.or.jp/jittai_chosa/

再入院種別、再転棟種別、自傷行為・自殺企図の有無等

（ii）患者背景

　生年月日、性別、患者住所地域の郵便番号、身長、入院時・退院時体重、喫煙指数、入院時・退院時の褥瘡の有無、入院中の褥瘡の最大深度等、現在の妊娠の有無、入院時の妊娠週数、出生時体重、出生時妊娠週数、認知症高齢者の日常生活自立度判定基準、要介護度、低栄養の有無、摂食・嚥下機能障害の有無、経管・経静脈栄養の状況、入院後 48 時間以内の栄養アセスメントの実施、転倒・転落回数、インシデント影響度分類レベル 3b 以上の転倒・転落、身体的拘束日数、等

（iii）診断名

　主傷病名、入院の契機となった病名、医療資源を最も消費した病名、医療資源を 2 番目に消費した病名、入院時併存症、入院後合併症

（iv）手術情報

　手術日、点数表コード、手術回数、手術側数、麻酔、予防的抗菌薬投与、手術名

（v）診療情報

　①入院時・退院時の ADL スコア
　②がんの初発、再発、UICC 病期分類、がんの Stage 分類、化学療法の
　　有無
　③FIM（Functional Independence Measure）
　④入院時・退院時 JCS（Japan Coma Scale）
　⑥脳卒中患者の発症前および退院時 mRS（modified Rankin Scale）、
　　脳卒中の発症時期
　⑦Hugh-Jones 分類、肺炎の重症度分類（A-DROP）、医療介護関連肺
　　炎に該当の有無

⑧救急受診時の P/F 比、救急受診時の酸素投与の有無、救急受診時の
FiO$_2$、救急受診時の呼吸補助の有無、治療室又は病棟入室時の P/F 比、
治療室又は病棟入室時の酸素投与の有無、治療室又は病棟入室時の
FiO$_2$、治療室又は病棟入室時の呼吸補助の有無

⑨心不全患者の救急受診時の NYHA 心機能分類、治療室又は病棟入室時
の NYHA 心機能分類、入院時 BNP・NTproBNP

⑩狭心症の CCS 分類、急性心筋梗塞の Killip 分類、急性心筋梗塞の発症
時期

⑪救急受診時の収縮期血圧、救急受診時の循環作動薬の使用、治療室又は
病棟入室時の収縮期血圧、治療室又は病棟入室時の循環作動薬の使用

⑫解離性大動脈瘤 Stanford A/B 型

⑬肝硬変の Child-Pugh 分類

⑭急性膵炎の重症度分類

⑮入院周辺の分娩の有無、分娩時出血量

⑯川崎病患者へのガンマグロブリンの追加治療の有無

⑰ Burn Index

⑱入院時 GAF 尺度、精神保健福祉法における入院形態、精神保健福祉法
に基づく隔離日数、精神保健福祉法に基づく身体拘束日数

⑲退院に向けた会議の開催状況、個別支援の実施状況、外出又は外泊の実
施状況、障害福祉サービス等の連携に関する情報

⑳ SOFA スコア、pSOFA スコア

等

2) EF ファイル

　EF ファイルからは詳細な診療行為明細データが得られる。麻酔、手術、
リハビリテーション、気管内挿管、人工呼吸、血液浄化等の、個別の医療行
為の実施の有無が診療報酬請求コードにより入力されている。麻酔時間、輸
血量、医薬品・医療機器の使用も入力されている。各処置や投薬の日付デー

タも記録されており、例えば人工呼吸の期間、胸腔ドレナージの期間、総在院日数、術後在院日数、および集中治療室の滞在日数等も算出可能である。さらに、出来高換算された診療費のデータを用いて、入院基本料、手術・麻酔、投薬、注射、検査、放射線治療、食事料等の費用データも算出可能である。

3）Hファイル

　Hファイルは「重症度、医療・看護必要度の情報」である。看護師等が評価したスコアが毎日入力される。

　Hファイルの入力項目は、施設コード、病棟コード、データ識別番号、退院年月日、入院年月日、実施年月日の他に、「重症度、医療・看護必要度に係る評価票」があり、「Aモニタリング及び処置等」「B患者の状況等」等に分かれる。

　一般病棟用の「Aモニタリング及び処置等」には、創傷処置、呼吸ケア、点滴ライン同時3本以上、シリンジポンプの管理、輸血や血液製剤の管理、専門的な治療・処置（放射線治療、ドレナージの管理、無菌治療室）、救急搬送後の入院、が含まれる。

　特定集中治療室用の「Aモニタリング及び処置等」には、輸液ポンプの管理、動脈圧測定、シリンジポンプの管理、中心静脈圧測定、人工呼吸器の管理、輸血や血液製剤の管理、肺動脈圧測定、特殊な治療法等（CHDF、IABP、PCPS、補助人工心臓、ICP測定、ECMO、IMPELLA）、が含まれる。

　「B患者の状況等」には、寝返り、移乗、口腔清潔、食事摂取、衣服の着脱、診療・療養上の指示が通じる、危険行動、が含まれる。

---| Column |---

アメリカの National Inpatient Sample

　National Inpatient Sample（NIS）は、全米 48 州 4,500 を超える病院が参加し、全米の約 20％（年間約 700 万人）の退院患者データを有する巨大な保険データベースである。NIS データは、Agency for Healthcare Research and Quality（AHRQ）という政府機関が関与している Healthcare Cost and Utilization Project（HCUP）のひとつである。

　DPC データは NIS データと類似点が多く、よく比較される。NIS データを凌ぐ DPC データの長所は、そのデータ項目の豊富さである。特に臨床情報の充実は、NIS データとは比較にならない。一方で、DPC データには太刀打ちできない、NIS データの利点が 2 つある。

　ひとつは、NIS データが全米の病院からのランダム・サンプリングを行っている点である。すなわちサンプルの母集団代表性が保たれている。対して、DPC 制度への参加は特定機能病院を除き各病院の任意であり、参加施設は大規模ないし中規模病院に偏っていて、200 床以下の病院の参加率は低く、サンプルの母集団代表性は乏しい。

　もうひとつは、NIS データがフルデータを容易に入手できる点である。すべての研究者のみならず民間企業にも完全に公開されている。AHRQ のウェブサイト内にある NIS のページに詳細が記載されている[15]。簡単な Data Use Agreement（DUA）Training を受け、書類にサインし、1 年分わずか数百ドルの料金でフルデータを購入できる。このようにして得られる NIS データを用いた医学論文が毎年数十本コンスタントに出版されている。

　日本の厚生労働省が運営する DPCDB も NDB も、研究者のみならず民間企業にも提供可能となっているものの、役所への申請の手

---

[15]：http://www.hcup-us.ahrq.gov/nisoverview.jsp

続きが煩雑であり、匿名データにも関わらず求められるセキュリティーレベルが異様に高く、そのせいで利活用が進んでいない。

　以下は筆者の私見である。今後、アメリカの NIS と同様に、全DPC 病院から収集した様式 1 の匿名化データが完全公開され、簡易な登録手続きだけで利用者がフルデータを低コストで入手できるようになることが望まれる。実際のところ、今の日本の状況を鑑みるに、そのような改革は期待すらできない。しかし、これが実現されれば、日本の RWD 研究は一気に加速するに違いない。

（3）DPC データを用いた臨床研究

　DPC データベースを用いて、1）疾患の記述疫学研究、2）急性期医療の効果比較研究、3）ヘルスサービスリサーチ等が実施されている。

1）疾患の記述疫学研究

　悪性高熱（malignant hyperthermia）は全身麻酔の合併症のひとつであり、極めて稀な疾患である。吸入麻酔薬および脱分極性筋弛緩薬（スキサメトニウム）が誘引となることが実験的に知られている。しかし、これまで症例報告しかなく、発生割合に関する正確なデータはなかった。

　2006 年から 2008 年の DPC データを用いた研究では、全身麻酔手術患者 123 万 8,171 人のうち 17 人の悪性高熱患者が同定され、発生割合は 100 万人中 13.7 人であった。

　教科書的にはリスクとされるスキサメトニウムを使用した患者は全体の 1.6％（1 万 9,871 人）であり、そのうち悪性高熱は 1 例も認められなかった。どの単一の麻酔薬も悪性高熱の発生と有意な関連は認められなかった（表 3-4）。

表 3-4 悪性高熱の発生割合

	n	悪性高熱	発生割合 [95%信頼区間] （人／10 万人）
合計	1,238,171	17	13.7 [7.2 ～ 20.3]
性別			
女性	641,023	4	6.2 [0.12 ～ 12.4]
男性	597,148	13	21.8 [9.9 ～ 33.6]
年齢			
30 歳以上	1,016,067	12	11.8 [5.1 ～ 18.5]
0 ～ 29 歳	222,104	5	22.5 [2.8 ～ 42.2]
麻酔薬			
セボフルレン	932,771	14	15.0 [7.1 ～ 22.9]
ベクロニウム	782,899	10	12.8 [4.9 ～ 20.7]
ロクロニウム	246,572	6	24.3 [4.9 ～ 43.8]
プロポフォール	949,694	12	12.6 [5.9 ～ 19.9]

文献 11 をもとに作成

　本研究は、悪性高熱の発生割合を求めた世界初の研究である。記述統計のみにもかかわらず、麻酔学のトップジャーナルである『Anesthesiology』に掲載された[11]。

2) 急性期医療の効果比較研究

（ i ）DIC に対するトロンボモジュリンの効果[12]

　遺伝子組換えトロンボモジュリン製剤（rhTM）は播種性血管内凝固症候群（DIC）の治療薬であり、世界に先駆けて 2008 年に日本で発売された。日本の治験では、種々の原因による DIC 患者 232 例を対象に、DIC 離脱率という代替エンドポイントを用いて評価した結果、rhTM はヘパリンよりも DIC 離脱率は有意に高かった[13]。

　その後、2013 年に発表された海外の国際共同第 2 相臨床試験（*n* = 741）の結果では、28 日死亡率という真のエンドポイントに有意差は認

められなかった[14]。

　この臨床試験以外に、2つの小規模な臨床試験と9つの小規模な観察研究（n = 17 ～ 62）をまとめたメタアナリシスの結果では、rhTM群の28日死亡率が有意に低かった[15]。しかしこれらの研究では、症例数を確保するために病因の異なるDICをひとまとめにしており、群間での背景要因の均質性が保たれていなかった。

　そこで筆者らは、DPCデータを用いて、rhTMと死亡率との関連を検証した研究を行った[12]。対象を重症肺炎に伴う敗血症性DICに絞り、2010年7月から2013年3月の間の936施設からのデータを分析した。入院当日または翌日から人工呼吸器管理およびノルアドレナリン等の投与を要した6,342人にさらに絞り、傾向スコアマッチングと操作変数法による交絡調整を行い、rhTM使用群と非使用群の間で28日死亡率を比較した。傾向スコアマッチングによる1,140ペア（2,280人）の比較では、28日死亡率はそれぞれ37.6%、37.0%となり、両群間で有意差を認めなかった（オッズ比、1.00；95%信頼区間、0.87 ～ 1.22）。各施設のリコモジュリン使用率を用いた操作変数法の結果でも、両群間に28日死亡率の有意差を認めなかった。本研究論文は血栓止血学のトップジャーナルである『Journal of Thrombosis and Haemostasis』に掲載された。

　さて、上記文献14の最終結果が2019年の『JAMA』に掲載された[16]。27ヶ国159施設における800人の敗血症性DICを対象とした臨床試験の結果、28日死亡率はトロンボモジュリン投与群で26.8%、非投与群で29.4%となり、両群に有意差を認めなかった。筆者らのDPCデータ研究の結果を確証するような内容である。

　大規模RWDを用いた研究は、RCTと同様の質をもたらしうる、そのひとつの証左といえよう。

（ii） 食道切除術後早期の NSAIDs 投与と吻合部リーク[17]

　大腸がん手術後の非ステロイド性抗炎症薬（NSAID）の使用は吻合部リークのリスクを増加させる可能性が示唆されている。しかし、食道切除術

表 3-5 NSAIDs 投与群・非投与群間のアウトカム比較

	NSAIDs 非投与群	NSAIDs 投与群	オッズ比	95%信頼区間	p
吻合部リーク	14%	15%	1.04	(0.97〜1.10)	0.26
急性腎障害	0.7%	0.7%	0.97	(0.75〜1.27)	0.83
消化管出血	0.4%	0.3%	0.84	(0.58〜1.22)	0.36

文献 17 をもとに作成

後の NSAIDs と吻合部リークとの関連は不明である。

　本研究は、DPC データベースを用いて、2010 年 7 月〜 2019 年 3 月の期間に食道がんに対して食道切除術を受けた患者を対象とした。術後 NSAIDs 投与群と非投与群間でアウトカムを比較した。主要アウトカムは吻合部リーク、副次的アウトカムは急性腎障害、消化管出血等とした。統計解析には、傾向スコアマッチング、安定化逆確率治療重み付け（stabilized IPTW）、操作変数法を用いた。

　傾向スコアマッチングの結果を表 3-5 に示す。いずれのアウトカムも群間で有意差を認めなかった。他の解析でも同様であった。

　食道切除術を受けた患者において、術後早期の NSAID は安全に使用できる。本研究論文は『British Journal of Surgery』に掲載された。

（ⅲ）脳梗塞リハビリテーションの開始時期と実施量がアウトカムに及ぼす影響[18]

　本研究では、脳梗塞患者の急性期リハビリテーションの開始時期と実施量がアウトカムに及ぼす影響を同時に評価した。2012 年 4 月から 2014 年 3 月に入院した脳梗塞症例のうち、20 歳以上で入院前 ADL が自立しており、発症後 3 日以内に入院した患者を対象とした。

　入院後 3 日以内にリハビリテーションを開始した患者（早期リハビリテーション群）7 万 4,229 人、入院 4 日目以降にリハビリテーションを開始した患者（非早期リハビリテーション群）2 万 6,562 人に分類した。リハ

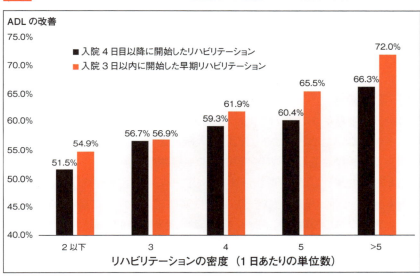

図 3-1 脳梗塞リハビリテーションの開始時期・実施量が ADL 改善率の関連

文献 18 をもとに作成

ビリテーションの密度を 1 日あたり単位数（1 単位＝ 20 分）と定義し、リハビリテーションの開始時期および密度とアウトカム（ADL の改善）との関連を分析した。欠損値に対して多重代入法を行い、未測定交絡の調整に操作変数法を用いた。

図 3-1 のように、リハビリテーションの開始時期が早く、リハビリテーションの密度が高いほど ADL の改善率が高いことが明らかとなった。

本研究論文は、脳卒中のトップジャーナルである『Stroke』に掲載された。

3) ヘルスサービスリサーチ

病棟看護師配置数と院内骨折発生件数の関連[19]

入院患者の転倒転落事故は、骨折や頭部外傷等重篤な合併症を引き起こす

ことがある。患者の転倒転落は "nursing-sensitive quality indicator" といわれ、看護師の人手不足と関連すると考えられている。しかし、病棟における看護師の充実度と転倒転落発生の関連についての研究結果は一致していない。

本研究では、DPC データと病床機能報告データをリンクしたデータを用いて、2010 年 7 月〜 2014 年 3 月の期間に悪性腫瘍・心血管疾患に対し計画的手術を受けた 50 歳以上成人を対象とした。転倒転落の発生に関するデータはないため、アウトカムは「入院後の骨折の発生」とした。100床当たり病棟勤務看護師数の多寡により患者集団を 4 群にカテゴリー化した。病院内クラスタリングを調整するために一般化推定方程式（generalized estimating equation）を適合した多変量ロジスティック回帰分析を施行した。患者レベルの調整因子として、年齢、性別、喫煙状況、体格指数、平地歩行の ADL スコア（入院時）、Charlson 併存疾患指数、その他の併存疾患（認知症、アルツハイマー病、せん妄、パーキンソン病を含む錐体外路系障害、脳梗塞、脳梗塞後遺症、関節炎、関節症、関節リウマチ、骨粗鬆症、てんかん、慢性腎不全）、術後の薬剤使用有無（抗精神病薬、抗うつ薬、ベンゾジアゼピン、その他鎮静薬、血管拡張薬、β 遮断薬、利尿薬、糖尿病治療薬）を回帰分析に投入した。さらに施設レベルの調整因子として、100床当たり医師数、病床規模、病院の種別（大学病院か否か）も回帰分析に投入した。

対象者 770,373 人（平均 68.7 ± 9.1 歳、男性 53.5%）のうち、院内骨折の発生は 662 人（0.09%）に認められた。100 床当たり看護師数が 79 人以下、80 〜 86 人、87 〜 94 人、95 人以上の各群における院内骨折の発生率は、それぞれ 0.11%、0.08%、0.08%、0.06%であった。100 床当たり看護師数が 79 人以下の群を対照とした、95 人以上の群における院内骨折発生のオッズ比は 0.67（95%信頼区間 0.44-0.99、$p = 0.048$）であった。

本研究結果から、より充実した病棟看護師配置が院内骨折発生の減少に関連することが明らかとなった。稼働病床 100 ベッド当たり 15 人の看護師

増加で院内骨折発生を半減させることができるかもしれない。

　本研究論文は、ヘルスサービスリサーチ分野のトップジャーナルである『Health Services Research』に掲載された。

| Column |

癒着剥離

　筆者がかつて外科のレジデントであった頃、再手術の症例をいくつも経験した。開腹手術でも開胸手術でも、再手術症例では術野の癒着剥離が必要になる。中には、強固な癒着が執刀医の行く手を阻む例もあった。病巣に到達するまで、クーパー等を用いて慎重に剥離していくその作業はストレスフルであり、何時間も続けると疲労困憊になる。

　さてその後筆者は疫学・統計の道に進み、RWD の世界を主戦場とする臨床疫学者になった。実際の RWD 研究では、研究用に作成されたわけではない膨大な生データを研究用に整形する必要がある。巨大なデータベースから個々の研究用のデータセットを切り出し、データのクリーニングを行う。その作業には細心の注意と長大な時間を要する。

　研究者になって程ない頃、RWD のクリーニングに疲れ切った筆者は、ふとこう思ったことがある―RWD のクリーニングは癒着剥離に似ている。両者は異質であるものの、作業の強度という点では共通している。疲れる。いつ終わるとも知れない。しかし、いつかは終わらせなければならない。終わらないオペはないのと同様、終わらないデータ分析はない。

　データ分析に慣れた頃、悟ったことがある。外科手術における癒着剥離では、すべての癒着を剥離する必要はない。視野を確保し、病巣に到達できればそれでよい。余計な癒着剥離に時間を費やすべ

きではない。熟達した外科医はそのことをよくわかっており、最短コース、最小限の癒着剥離で、病巣に対する操作に移ることができる。RWD 分析も同じではないか。最少の手数でデータベースからデータを切り出す。余計なデータクリーニングをしない。作業の手戻りを極力排除できれば、キーとなる多変量解析に最短時間で移行できる。

　外科手術の腕を磨くには、熟達した外科医に師事し、修練を積む必要がある。外科の教科書や論文を読むことも必要だが、それだけでオペの技術は向上しない。データ分析も同じのような気がする。データ分析に熟達した研究者に教えを請い、修練を積むことも必要である。実際に生データに向き合い、データの癒着剥離を経験することが何より重要である。

6 | バリデーション研究

（1）保険データベースにおける病名の妥当性

　保険データベース、特にレセプトデータに記載される病名には、いわゆる「保険病名」が含まれる。鎮痛薬を使用する患者には、胃炎・胃潰瘍の予防目的に胃薬が処方されることがある。胃薬処方が保険請求上の査定の対象となることを回避するために、実際には胃炎・胃潰瘍に罹患していなくても、レセプトの病名に胃炎や胃潰瘍といった病名が記載される。また、意識障害の患者に対して脳血管障害の鑑別を目的に頭部 CT を施行した場合、「脳梗塞疑い」等の保険病名が記録されることがある。

　この保険病名記載は、出来高払いシステムのもと、診療報酬請求業務に関連して昔から慣習的に行われてきた。当該業務に長けた医療事務職員が、診療を担当する医師に向かって、「先生、胃薬を処方されたら胃炎という病名を記載してください」等と声をかけるシーンは、日本の実臨床における日常茶飯事である。

　医療事務職員が職務に忠実であることは大いに結構である。しかし、レセプトデータを疫学研究利用するにあたって、この慣習は少なからず足かせとなる。「日本における胃炎・胃潰瘍の患者の有病率を知りたい」というクリニカル・クエスチョンに答える研究を実践するためには、レセプトデータ利用は全くふさわしくない。

　保険データベースを研究に用いる場合、書かれている病名にどれぐらい妥当性があるかを検証する**バリデーション研究（validation study）**が必要となる。バリデーション研究は、RWD から疾患やアウトカムを特定するためのアルゴリズムの性能を評価する研究ともいえる。

　海外の保険データベースでも、近年はバリデーション研究が盛んに実施されている。バリデーション研究によって性能が実証されているアルゴリズムを用いて、『BMJ』や『JAMA』等に掲載されている保険データベース研究

は数多い。

　日本ではいまだに、「保険データベースは信用できない」と頭ごなしに否定する研究者が時々いる。バリデーション研究というものの存在を知らないで、「保険データベース」と聞けば反射的に拒絶する風潮が日本にはまだあるようである。

　日本薬剤疫学会の「日本における傷病名を中心とするレセプト情報から得られる指標のバリデーションに関するタスクフォース」が2018年に作成した報告書には、RWDを利用した研究に用いる傷病名のバリデーション手法がまとめられた[20]。それ以降、日本の保険データベースでもバリデーション研究の論文出版が増加している。

（2）妥当性の指標

　データの妥当性（validity）は、何らかの至適基準（gold standard）と比較することによって検証可能である。妥当性の指標には、感度（sensitivity）、特異度（specificity）、陽性的中率（positive predictive value, PPV）、陰性的中率（negative predictive value, NPV）がある。

　臨床検査の場合、感度は「疾患がある人の中で検査陽性となる人の割合」、特異度は「疾患がない人の中で検査陰性となる人の割合」である。陽性的中率は「検査で陽性となった人のうち実際に疾患がある人の割合」、陰性的中率は「検査で陰性となった人のうち実際に疾患がない人の割合」である（表3-6）。

　保険データベースに記録された病名の妥当性も同様に検証できる。至適基準は、電子カルテや患者レジストリー等、他のデータソースに記載された症状・症候、身体所見、検査所見から総合的に診断した病名とされる。したがって、保険データベースの病名の妥当性を検証するためには、電子カルテ等、他のデータソースのレビューを実施し、それらの情報から判断できる至適な病名と比較するという方法が採られる。

保険データベース　第3章

表 3-6 妥当性の指標

		疾患		
		あり	なし	
検査	陽性	真の陽性 a	偽陽性 b	陽性的中率 = a / (a+b)
	陰生	偽陰性 c	真の陰性 d	陰性的中率 = d / (c+d)
		感度 = a / (a+c)	特異度 = d / (b+d)	

（3）バリデーション研究の実例

　レセプト・DPC データのバリデーション研究、特にカルテレビューを実施するには手間がかかる。個人情報保護上、医療機関のカルテを閲覧できるのはその医療機関の職員に限られる。多施設でカルテレビューを行うには、各施設内で電子カルテとレセプト・DPC を同時にレビューする必要がある。

　DPC データにおける病名のバリデーション研究の実例を紹介しよう[21]。4 施設 315 人の患者のカルテレビューを行い、DPC の様式 1 にある病名の妥当性を検証した研究である。

　表 3-7 は DPC データ上の「心不全」の記載の妥当性の結果を示す。特異度、すなわち「心不全がない人のうち、DPC データの病名に心不全と記載されていない患者の割合」は 97.5% と高い。一方、感度すなわち「心不全がある人のうち、DPC データの病名に心不全と記載されている患者の割合」は 68.8% と高くない。

　表 3-8 はいくつかの病名についての妥当性指標の計算結果を示す。実際、DPC データに記載されている病名の特異度は高い。つまり保険病名は少ないということである。DPC データベース研究に対して「保険病名だから信用できない」と頭ごなしに否定するのは失当である。

　そもそも保険病名の記載は、出来高支払に関連して行われている慣習である。DPC に基づく支払制度は包括支払を採用しており、それゆえに保険病

83

表 3-7 DPC データ上の「心不全」の記載の妥当性

| | | カルテ記載から判断した「心不全」の有無 | | |
		あり	なし	
DPC データ上の「心不全」の記載	あり	22	7	陽性的中率 = 22/29（75.9%）
	なし	10	276	陰性的中率 = 276/286（96.5%）
		感度 = 22/32（68.8%）	特異度 = 276/283（97.5%）	

※文献 21 より筆者が独自に作成

表 3-8 DPC データにおける病名の妥当性指標（n = 315）

| | カルテ記載により判断した疾患ありの症例数 | DPC データに記載された疾患ありの症例数 | 感度 | 特異度 | 陽性的中率 | 陰性的中率 |
	n	n	(%)	(%)	(%)	(%)
慢性呼吸器疾患	27	18	33.3	96.9	50.0	93.9
軽度肝機能障害	22	13	36.4	98.3	61.5	95.4
認知症	16	6	37.5	100	100	96.8
脳血管障害	38	22	50.0	98.9	86.4	93.5
腎疾患	15	10	53.3	99.3	80.0	97.7
転移性腫瘍	41	28	58.5	98.5	85.7	94.1
心不全	32	29	68.8	97.5	75.9	96.5
悪性腫瘍	97	86	83.5	97.7	94.2	93.0

※文献 21 より筆者が独自に作成

名を記載するインセンティブが病院側には存在しない。

　一方、DPC データに記載されている病名の感度は悪性腫瘍を除いてはあまり高くない。慢性呼吸器疾患や認知症のような慢性疾患があったとして

保険データベース　第3章

も、DPC 病院への入院中に当該疾患について特段の治療が為されない場合、それらの病名は書かれないのかもしれない。

（4）バリデーション研究の引用

　バリデーション研究によって、病名の誤分類を減らしたり、それが研究結果に与える影響を推定したりすることができる。保険データベースを用いてある特定の疾患に関する研究を行う場合、当該疾患の病名のバリデーション研究がすでに実施済みであれば、その論文を引用すればよい。RECORD 声明においても「対象者選択に用いたコードやアルゴリズムのバリデーション研究は、引用すべきである。もし、バリデーションについて研究の中で実施され、他で公表されていない場合は、詳細な方法と結果を提供すべき。」と記されている。

　日本のレセプト・DPC データに関するバリデーション研究は増加しつつある。バリデーション研究のレビュー論文によると、2022 年 3 月までに出版されたバリデーション研究 36 編のうち、29 編は電子カルテや患者レジストリー（がん登録、脳卒中のレジストリ）等他のデータソースを至適基準としていた[22]。がん、心疾患、脳血管疾患、糖尿病の病名に関しては、複数の研究で妥当性研究が実施されている。とくに DPC データのがん病名は特異度だけでなく感度も比較的高い。その他に、術後感染、消化管穿孔、たこつぼ症候群、加齢黄斑変性、先天奇形、発熱性好中球減少症、血友病、関節リウマチ、クローン病、潰瘍性大腸炎、敗血症等といった個別の病名に関するバリデーション研究も実施されている。

　すでに先行論文においてバリデーション研究が実施済みの病名に関しては、その論文を引用すればよい。問題は、バリデーション研究の先行論文が存在しない病名を取り扱う場合である。前項で紹介した DPC データのバリデーション研究では、17 種類の病名に関して妥当性が検証された。とは言えこの論文も、17 種類以外の病名についての妥当性は検証していない。DPC データを用いた研究では、とりあえずこの論文を引用することをお勧

85

めする。その上で、「一般的に DPC データの病名は感度が中程度であり特異度は高い傾向にある、しかし本研究が対象とする病名に関する妥当性は不明である」と論文の limitation に記載して、ジャーナルのエディターに何とか許してもらうほかないだろう。

| Column |

バリデーション研究のすすめ

以前に筆者は、血液内科の臨床医と DPC データ研究を共同で行ったことがある。びまん性大細胞型 B 細胞リンパ腫に対して化学療法を受けた高齢患者に対する G-CFS 製剤の効果に関する研究において、アウトカムは「発熱性好中球減少症」とされた[23]。

DPC データには患者の体温や血液検査結果のデータはない。あるのは実施された治療や検査の内容と日付である。そこで本研究では、臨床的な見地から、発熱性好中球減少症の患者を「広域抗菌薬の投与開始と同日に血液培養検査を受けた患者」と定義した。しかし論文の査読において、この「発熱性好中球減少症」という病名を同定するアルゴリズムの妥当性を、査読者から指摘された。「この定義を用いることによって先行研究と同程度の発生率が確認された」といった返答をして、何とか許してもらった。

とはいえ、今後も保険データベースを用いた血液内科の臨床研究を行うたび、発熱性好中球減少症の病名の妥当性が指摘されるに違いない。そこで本論文の筆頭著者である血液内科医が、自施設の DPC データと電子カルテデータを用いてバリデーション研究を実施した[24]。

DPC データによる定義は「広域抗菌薬の投与開始と同日に血液培養検査を受けた」である。一方、電子カルテデータを用いた至適基準は「腋窩温 37.5 度以上、好中球数＜ 500/μl」とした。対象

患者75人のうち、至適基準を満たす発熱性好中球減少症を有した患者は9名であった。その9名のうち、DPCデータによる定義を満たしていたのは8名であり、感度は8/9＝89％であった。一方、至適基準を満たす発熱性好中球減少症を有していない患者は66名、そのうちDPCデータによる定義を満たしていなかったのは64名であり、特異度は64/66＝97％であった。これにより、DPCデータによる定義の妥当性が示された。

　筆者は、この若い血液内科医の努力に敬意を表する。他の研究者も見習ってほしいものである。「保険データベースは病名の妥当性に問題がある」と嘆いてばかりいる研究者は、その問題を解決するために、自力でバリデーション研究を行ってはどうか。多施設が無理ならば単施設でも、やらないよりやった方がはるかに良い。

文献

1. Schneeweiss S, et al. A review of uses of health care utilization databases for epidemiologic research on therapeutics. J Clin Epidemiol 2005 ; 58 : 323-337.

2. 奥村泰之, 他. ナショナルデータベースの学術利用促進に向けて：レセプトの落とし穴. Monthly IHEP 2017 ; 268 : 16-25.

3. Ishimaru M, et al. Preoperative oral care by a dentist and postoperative complications after major cancer surgery: a nationwide administrative claims database study. Br J Surg 2018 ; 105 : 1688-1696.

4. Hashimoto Y, et al. Incidence of sympathetic ophthalmia after inciting events: a national database study in Japan. Ophthalmology. 2022 ; 129 (3) : 344-352

5. Yasunaga H. Updated Information on NDB. Ann Clin Epidemiol 2024 ; 6 (3) : 73-76.

6. Jin X, et al. The impact of additional payments on functional decline among long-term care health facility residents in Japan. Age Ageing. 2021 ; 50 (6) : 2055-2062.

7. Kaneko H, et al. Association of Blood Pressure Classification Using the 2017 American College of Cardiology/American Heart Association Blood Pressure Guideline with Risk of Heart Failure and Atrial Fibrillation. Circulation. 2021 ; 143 : 2244-2253

8. Okada, A, Yasunaga H. Prevalence of Non-communicable Diseases in Japan Using a Newly Developed Administrative Claims Database Covering Young, Middle-aged, and

Elderly People. JMA Journal. 2022 ; 5 (2) : 190-198.

9. 岡田 啓，康永 秀生. DeSC データベースの概要と臨床疫学・薬剤疫学研究への活用. 薬剤疫学. 2022 ; 27 (1) : 11-18

10. Ohbe H, et al. Association between COVID-19 pandemic and mental disorders in spouses of intensive care unit patients. Intensive Care Medicine 2023 ; 49 : 112-4

11. Sumitani M, et al. Prevalence of Malignant Hyperthermia and Relationship with Anesthetics in Japan. Anesthesiology 2011 ; 114 : 84-90.

12. Tagami T, et al. Recombinant human soluble thrombomodulin and mortality in severe pneumonia patients with sepsis-associated disseminated intravascular coagulation: an observational nationwide study. J Thrombosis Haemost 2015 ; 13 : 31-40.

13. Saito H, et al. Efficacy and safety of recombinant human soluble thrombomodulin (ART-123) in disseminated intravascular coagulation: results of a phase III, randomized, double-blind clinical trial. J Thromb Haemost 2007 ; 5 : 31-41.

14. Vincent JL, et al. A Randomized, Double-Blind, Placebo-Controlled, Phase 2b Study to Evaluate the Safety and Efficacy of Recombinant Human Soluble Thrombomodulin, ART-123, in Patients With Sepsis and Suspected Disseminated Intravascular Coagulation. Crit Care Med 2013 ; 41 : 2069-2079.

15. Yamakawa K, et al. Recombinant human soluble thrombomodulin in severe sepsis: a systematic review and meta-analysis. J Thromb Haemost 2015 ; 13 : 508-519.

16. Vincent JL, et al. Effect of a Recombinant Human soluble thrombomodulin on Mortality in patients With Sepsis-Associated Coagulopathy. The SCARLET Randomized Clinical Treial. JAMA 2019 ; 321 : 1993-2002.

17. Hirano Y, et al. Early Postoperative Nonsteroidal Anti-inflammatory Drugs and Anastomotic Leakage After Oesophagectomy. British Journal of Surgery. 2023 ; 110 (2) : 260-266.

18. Yagi M, et al. Impact of Rehabilitation on Outcomes in Patients with Ischemic Stroke: A Nationwide Retrospective Cohort Study in Japan. Stroke 2017 ; 48 : 740-746.

19. Morita K, et al. Association between nurse staffing and in-hospital bone fractures: A retrospective cohort study. Health Services Research 2017 ; 52 (3) : 1005-1023

20. 岩上将夫，他. 「日本における傷病名を中心とするレセプト情報から得られる指標のバリデーションに関するタスクフォース」報告書. 薬剤疫学 2018 ; 23 : 95-146.

21. Yamana H, et al. Validity of diagnoses, procedures, and laboratory data in Japanese administrative data. J Epidemiol 2017 ; 27 : 476-482.

22. Yamana H, et al. Validation studies of Japanese administrative health care data: A scoping review. Pharmacoepidemiol Drug Saf. 2023 ; 32 (7) : 705-717.

23. Matsuda K, et al. Difference of preventing effects of G-CSF according to age in patients with malignant lymphoma: a nation-wide analysis in Japan. J Infect Chemother. 2021 ; 27 : 1151-1155.

24. Matsuda K, et al. Use of wide-spectrum antimicrobials with blood culture tests during

chemotherapy as an accurate marker of febrile neutropenia in the DPC database: a validation study. J Infect Chemother. 2021 ; 27 : 1541-1542.

第**4**章

電子カルテデータの活用

1. 電子カルテデータを含むデータベース
2. 次世代医療基盤法

1 電子カルテデータを含む データベース

　電子カルテ（electoronic medical record, EMR）という用語は、主に医療機関（病院・診療所）等の「診療録」を意味する。一方、電子カルテを含む医療データだけでなく、保健や介護のデータも含めて、個人の生涯にわたる健康関連情報を統合的に電子化した記録を、electronic health record（EHR）と称することもある。本章では前者の EMR について言及する。

　レセプトや DPC データに含まれる患者背景および治療の履歴データに加えて、電子カルテ由来の検査データ（血液検査結果等）、バイタルサイン情報、画像診断データ等を活用することにより、研究の対象集団・曝露要因・交絡要因・アウトカム等をより正確に定義できる。例えば、レセプトデータや DPC データでは慢性腎不全の定義に病名を用いるしかない。しかし電子カルテデータを導入すれば、血清クレアチニン値から計算された糸球体濾過量推定値を用いて、慢性腎不全をより正確に定義できる。

　上記のような理由等から、近年、レセプトデータや DPC データに加えて、電子カルテ由来のデータを導入したデータベースの構築が徐々に進められている。といっても、そのような統合データベースの構築は容易ではない。レセプトや DPC データは全国共通のフォーマットであるため、多施設データを統合することは比較的容易である。NDB は全国約 8,000 の病院、約 16 万のクリニックのレセプトデータを統合している。DPC データベースは全国千数百の DPC 病院からのデータを統合している。しかし各医療機関にある電子カルテやオーダリングシステムにあるデータは互換性に乏しく、簡単に統合というわけにはいかないのである。

　このため厚生労働省は 2006 年に「電子的診療情報交換推進事業」（Standardized Structured Medical Information eXchange, SS-MIX）を開始し、医療機関を対象とした医療情報の交換・共有のための規約を策定した[1]。SS-MIX の規約に沿って、病院情報システム（HIS）情報ゲートウェイが活用されている。各社の電子カルテやオーダリングシステムにある

---

[1] : http://www.ss-mix.org/cons/ssmix2_about.html

診療情報を、医療情報交換のための標準規約である HL7 と、保健医療福祉情報システム工業会（JAHIS）の各種規約に準拠した形式を用いて、HIS 情報ゲートウェイに送信し、SS-MIX2 標準化ストレージに格納することとされている。SS-MIX2 標準化ストレージの構造は、階層化されたフォルダー・ファイルのディレクトリー構造になっている。こうした格納ルールによって、医療施設間で医療情報を連携・共有することを可能にしている。現在、SS-MIX2 標準化ストレージを導入している施設は増えている。

こうした医療情報学によるアプローチの発展も相まって、電子カルテデータを導入したデータベースが国内でも次第に整備されてきている。官主導のデータベースとしては MID-NET がある。病院団体のデータベースには、国立病院機構データベース、徳洲会メディカルデータベース等がある。民間企業が提供するデータベースには、JMDC 医療機関データベース、Medical Data Vision（MDV）データ等が挙げられる。

（1）MID-NET

医薬品医療機器総合機構（Pharmceuticals and Medical Devices Agency, PMDA）では、法律に基づく医薬品等の安全対策業務の一貫として、医療情報データベースシステム（Medical Information Database Network, MID-NET）を運用している。

MID-NET の協力医療機関は 10 拠点 30 数病院（国立大学病院 7 機関、私立大学病院 1 グループ、民間病院 2 グループ）である。

SS-MIX2 に基づく標準化されたデータを収集するためのデータベースを協力医療機関に構築し、PMDA に情報分析システムを構築している。個別利用にあたっては、オンデマンドで各医療機関にデータ抽出を依頼し、SS-MIX2 形式で提出される。データの内容は、レセプト・DPC データに加えて検査結果も含まれる。

MID-NET のデータの利点としては、ほぼリアルタイムの情報を利用できる点が挙げられる。また、データの品質管理も確保されており、データの信

頼性が高いことも利点である。

　限界としては、施設数が少なく、症例数も高々数百万人規模と小さい点が挙げられる。希少疾病等の分析には不向きである。また、病院由来データであるため、他の医療機関を受診した際の情報は入手できない。転院すると追跡できなくなる。同じ病院に再入院した場合は追跡可能である。

　MID-NET のデータは 2018 年から、一定のルールのもとで、行政のみならずアカデミアや製薬企業にも有償で提供されることとなった。利用の目的は、医薬品等の安全対策をはじめとする公益性の高い調査・研究に限られる。利用にあたっては、「有識者会議」における事前審査を要する。個票データのコピーの持ち出しは不可とされ、利用者自ら「オンサイトセンター」で解析する。製薬企業が製造販売後調査（PMS）のために利用する場合、1 品目当たり 4,212 万 3,000 円の利用料とされている[*2]。なお、MID-NET の利活用状況がホームページで公開されている[*3]。PMDA 自身による行政利活用を除くと、2023 年には製造販売業者等による利用が 5 件であったそうである。

（2）国立病院機構データベース

　独立行政法人国立病院機構（National Hospital Organization, NHO）は 2011 年から、国立病院機構全 140 病院のレセプト・DPC データを集積した診療情報データバンク（Medical information analysis databank, MIA）を運用している。さらに 2016 年に 41 病院から SS-MIX2 データも集積した診療情報集積基盤（NHO Clinical Data Archives, NCDA）を運用している。NCDA には SS-MIX2 標準規格に含まれるデータ（検査データ等）と入院患者のバイタルサインデータ（血圧・体温・心拍数）を保有している[1]。

　国立病院機構本部総合研究センター診療情報分析部のホームページに、研究内容が公表されている[*4]。

[*2]：https://www.pmda.go.jp/safety/mid-net/0002.html
[*3]：https://www.pmda.go.jp/safety/mid-net/0010.html
[*4]：https://nho.hosp.go.jp/research/cnt1-0_000040.html

電子カルテデータの活用　第4章

（3）徳洲会メディカルデータベース

　徳洲会グループは、全国に約 70 病院および約 450 医療介護施設を擁する。グループ内の全病院はネットワークで接続されており、グループ内の情報を一元管理しており、グループ内の効率的な業務管理や病院運営管理に役立てられている。

　また、収集されたレセプトデータ、DPC データ、電子カルテ情報（血液検査結果およびバイタルサイン、院内がん登録情報）等の統合データベースである「徳洲会メディカルデータベース（Tokushukai Medical Database）」を用いた臨床研究も進められている[2]。アカデミアや製薬企業・医療機器メーカーに対するデータ提供も開始している。

（4）電子カルテデータを含むデータベースを用いた研究例

【研究例 1 】　急性腎障害の発生率と死亡率の季節変動[3]

　徳洲会メディカルデータベースを用いた研究例である。

　急性腎障害（acute kidney injury, AKI）はステージ 1（血清クレアチニン値が 0.3mg/dl 以上上昇または基礎値から 1.5 ～ 1.9 倍への上昇）、ステージ 2（基礎値から 2.0 ～ 2.9 倍への上昇）、ステージ 3（基礎値から 3 倍以上への上昇または血清クレアチニン値 ≧ 4.0mg/dl への上昇または腎代替療法開始）に分類される。論文の著者らは 2012 年 1 月から 2014 年 12 月の 3 年間に DPC 対象病院であった徳洲会グループ 38 病院のデータを用いて、成人の入院患者における AKI の発生割合および 30 日死亡率を検討した。全 55 万 5,940 入院のうち、8 万 1,279 入院（14.6%）に AKI が認められ、AKI ステージ 1 が 4 万 1,447 件、ステージ 2 が 1 万 9,810 件、ステージ 3 が 2 万 0,022 件（うち腎代替

95

療法開始は 3,705 件）であった。

AKI の患者割合は 1 月（16.7%）が最も高く、6 月（13.4%）が最も低かった。30 日死亡は春が 16.4%、夏が 14.5%、秋が 15.6%、冬が 18.4% であり、有意な季節変動を認めた。

【 研究例 2 】　ICU 患者の退院時機能障害を予測するモデルの開発[4]

MDV データを用いた研究例である。数十施設から収集された DPC データおよび血液検査データを含むデータセットを用いた。

集中治療室（ICU）入室後、入院から 2 日以内にルーチーンに収集される情報を使用して、新たに発症する機能障害を予測するためのモデルを開発および検証した。2014 年 4 月〜 2020 年 10 月の期間に、入院前に日常生活動作（ADL）が独立しており、ICU に入院し少なくとも 2 日間生存した成人患者を同定した。アウトカムは退院時の機能障害（Barthel Index ≦ 60）とした。

ICU 入室から 2 日以内にルーチーンに収集された 94 の予測因子（11 の患者背景因子、18 の併存症、19 の入院時診断、9 の臓器サポート治療、20 の医薬品、17 の血液検査データ）を使用して、6 つのアウトカム予測モデルを構築し、各予測変数の重要度を計算した。さらにモデルの予測能を計測した。

対象患者 19,846 人のうち、退院時機能障害は 6,488 人（33%）に認められた。重要性の高い変数として、年齢、意識レベル、血清アルブミン低値、BUN 高値等が挙げられた。複数の機械学習（machine learning）によるモデル（elastic net, random forest, extreme gradient boosting, support vector machine、neural network）のすべてにおいて、c 統計量が 0.86 を超え、

電子カルテデータの活用 第4章

良好な識別能力を示した。

　本研究は、ルーチーンに収集されるデータのうち、ICU 入室後 2 日以内のデータのみを使用して、退院時の機能障害を高い精度で予測できることを示した。

2 | 次世代医療基盤法

（1）次世代医療基盤法とは

　2017年4月に「医療分野の研究開発に資するための匿名加工医療情報に関する法律（次世代医療基盤法）」が成立し、2018年5月に施行された。現在、各医療機関にばらばらに存在している医療情報を収集し、健康・医療に関する先端的研究開発および新産業創出を促進し、もって健康長寿社会の形成に資するために利用することが目的である。

　個人情報を安全に匿名加工する技術をもつ事業者を「認定匿名加工医療情報作成事業者（認定事業者）」として国が認定する。この事業者が各医療機関等から個人情報を含む種々の医療情報を収集し、名寄せを行って患者個人レベルでデータを統合し、匿名加工した上で、大学や研究機関の研究者、製薬企業や医療機器メーカー等に提供する、という仕組みである。医療情報には、レセプトデータやDPCデータだけでなく、電子カルテの情報（検査結果、バイタルサイン、画像情報等）も含まれる。

　認定事業者は、より丁寧なオプトアウト、すなわち患者への情報公開と拒否機会を提供した上で、個人情報を収集することとされている。医療機関は、あらかじめ本人に通知し、本人が提供を拒否しない場合、認定事業者に対し個人情報を含む医療情報を提供することができる。医療機関等から認定事業者への医療情報の提供は任意である。

　認定事業者の責務として、医療情報の取扱いを認定事業の目的の達成に必要な範囲に制限すること、医療情報等の漏えい等の防止のための安全管理措置を講じること、等が課せられている。認定事業者から研究者へのデータ提供に関する審査は、認定事業者の中に設置された委員会で実施されるため、研究者が改めて倫理審査委員会の承認を得る必要はない。

　2024年10月現在、認定匿名加工医療情報作成事業者として認定されている法人は、一般社団法人ライフデータイニシアティブ、一般財団法人日

電子カルテデータの活用　第4章

本医師会医療情報管理機構、一般財団法人 匿名加工医療情報公正利用促進機構（FAST-HDJ）の3法人である。

　この法律が施行されて以降は、匿名加工されていない情報を医療機関から受け取ることができるのは、上記の認定事業者に限られることになった。なお、医療機関の内部で匿名加工の処理が行われた後のデータについては、同法に縛られることなく、患者本人の個別の同意なく第三者に対して提供することは従来通り可能である。ここでいう匿名加工情報とは、特定の個人を識別することができず復元もできないように加工した情報である。個人を識別できるかどうかは、「一般人をもって具体的な人物と情報の間に同一性を認めるに至ることができるか」により判断される。

（2）次世代医療基盤法の改正

　2023年5月に公布された改正次世代医療基盤法では、匿名加工医療情報に加え、新たに「仮名加工医療情報」を作成・提供する仕組みが創設された。ここで仮名加工医療情報とは、他の情報と照合しない限り、個人を特定できないように加工した情報である。個人情報から氏名やID等を削除しているものの、匿名加工医療情報とは違って、希少疾患名を削除したり、数値データをカテゴリー化したりする等の加工を施していない情報である。

　仮名加工医療情報作成事業者だけでなく、仮名加工医療情報利用事業者も国によって認定される必要がある。利用事業者は、仮名加工医療情報の再識別や第三者提供を禁止されている。

　また、次世代医療基盤法に基づく匿名加工医療情報と、NDB・介護DB・DPCDB等の公的データベースを連結解析できる状態で研究者等に提供することも、法律上可能になった。

　次世代医療基盤法によって、個人情報保護に配慮しつつ、さまざまな医療情報を統合した上で匿名加工されたデータを、研究者が安心して円滑に利活用することが可能な仕組みが整備されたと言える。この仕組みが軌道に乗れば、日本のRWD研究は大きく前進することが期待される。

文献

1. 堀口裕正. 国立病院機構のデータベースを用いた臨床研究. Progress in Medicine 2018；38：127-130.

2. 岩上将夫, 他. 徳洲会メディカルデータベースの利活用. 薬剤疫学. 2022；27（1）：19-24.

3. Iwagami M, et al. Seasonality of acute kidney injury incidence and mortality among hospitalized patients. Nephrol Dial Transplant 2018；33：1354-1362.

4. Ohbe H, et al. Development and validation of early prediction models for new-onset functional impairment at hospital discharge of ICU admission. Intensive Care Medicine 2022；48（6）：679-689.

第 **5** 章

民間企業によるリアル
ワールドデータ利活用

1. 薬事上の意思決定における RWD 活用

2. 民間企業による RWD 活用のイメージ

1 薬事上の意思決定における RWD 活用

　医薬品・医療機器の有効性・安全性評価は、ランダム化比較試験（RCT）がゴールドスタンダードである。臨床試験による有効性・安全性評価を経て、医薬品・医療機器が承認され、販売される。その原則は維持されつつ、薬事申請に関わる各段階で、RWD の利活用が推奨され、注目されている。

　医薬品規制調和国際会議（International Council for Harmonisation of Technical Requirements for Pharmaceuticals for Human Use, ICH）では、医薬品規制に関するガイドラインが作成される。2017 年 2 月に ICH が発出した「Good Clinical Practice（GCP）Renovation」では、RWD を薬事上の意思決定に用いる指針が示された[1]。

　アメリカでは、2016 年 12 月の「21st Century Cures Act」の改訂において、RWD を薬事上の意思決定に利用する方針を定めた。既承認薬の適用拡大や製造販売後調査等に用いるとしている。FDA は 2018 年に『Framework for FDA's Real-World Evidence Program』を公表し、臨床試験におけるアウトカムの一部（死亡や入院等）を RWD に代替したハイブリットデザインや、患者レジストリーのデータを外部対照群として設定した治験のデータを承認審査資料として用いることも提唱した[2]。

　今後、各国において、RWD が承認申請や製造販売後調査等の薬事上の意思決定に用いられる機会が広がっていくとみられる。日本でも、2018 年 4 月に「医薬品の製造販売後の調査および試験の実施の基準に関する省令」（GPSP 省令）が改正され、製造販売後調査に「医療情報データベース」を加えることとした。「医療情報データベース」には、患者レジストリ、電子カルテデータ、レセプト・DPC データ等が含まれる[3]。

　厚生労働省は 2021 年 3 月に、「承認申請等におけるレジストリの活用に関する基本的考え方」および「レジストリデータを承認申請等に利用する場合の信頼性担保のための留意点」を公表した。特に患者レジストリを承認申請等に活用するための考え方について解説している[4,5]。

2　民間企業による RWD 活用のイメージ

　医薬品・医療機器産業に関わる民間企業が RWD を活用できるシーンは数多く考えられる。

（1）Unmet medical needs の把握

　RWD は、特定の医薬品・医療機器の使用対象となる疾患の記述疫学分析や診療実態分析（practice pattern analysis）に活用され、unmet medical needs の把握に繋げられる。

　記述疫学分析によって、患者数や患者背景の把握、有病率・罹患率の推計が可能である。診療実態分析によって、当該疾患を有する患者に実施された手術・処置・処方・リハビリ等の実態を把握できる。医薬品の場合、用量、処方の期間や継続状況、併用薬の状況、等を把握できる。

　特に希少疾患では、患者数や性・年齢構成、重症度の分布といった疫学情報を把握するために、RWD は有用である。医薬品・医療機器の製造販売後の診療実態分析にも RWD を活用できる。

【事例1】　トランスサイレチン型アミロイド心筋症の有病率の推計[6]

　【背景】トランスサイレチン型アミロイド心筋症（ATTR-CM）は、TTR 遺伝子の変異によるもの（ATTRm）と野生型（ATTRwt）がある。ATTR-CM の世界的な有病率は、過小評価されている可能性がある。日本では、疫学的な有病率調査が行われていない。本研究は、RWD を用いて、ATTR-CM の有病率を推計することを目的とした。

　【方法】MDV データを用いて、2010 年 1 月〜 2018 年 9 月の

期間の全成人患者（20 歳以上）を対象とした。研究デザインは横断研究（cross-sectional study）である。ATTR-CM（ATTRwt および ATTRm）は ICD コードにより、広義および狭義の定義を設定した。

【結果】ATTRwt の診断は 3,255 例（100 万人あたり 155.8 例）から 3992 例（100 万人あたり 191.1 例）に認めた。ATTRm の診断は 67 例（100 万人あたり 3.2 例）から 106 例（100 万人あたり 5.1 例）に認めた。心不全と診断された患者のうち、ATTRwt の診断は 1,468 例（100 万人あたり 70.3 例）から 1,798 例（100 万人あたり 86.1 例）に認め、ATTRm の診断は 50 例（100 万人あたり 2.4 例）から 61 例（100 万人あたり 2.9 例）に認めた。

【結論】日本の大規模な院内データベースにおける 9 年間の ATTR-CM と診断された患者数の推計値が得られた。疾患への認知度を向上させることにより、診断と治療が改善される可能性がある。

【 事例 2 】 サトラリズマブを用いた視神経脊髄炎スペクトラム障害患者の診療実態[7]

【背景】サトラリズマブは抗インターロイキン -6 受容体モノクローナル抗体であり、視神経脊髄炎スペクトラム障害（NMOSD）の治療薬である。2 つの RCT（SAkuraSky および SAkuraStar）の結果に基づき承認・販売された。NMOSD のリアルワールドでの診療実態、特に併用療法を漸減中の患者管理については不明である。本研究は、サトラリズマブ治療を受けた NMOSD 患者におけるグルココルチコイドや免疫抑制剤の併用、再発等、リアルワール

民間企業によるリアルワールドデータ利活用　第5章

ドでの治療パターンを分析した。

【方法】MDV データを用いて、2020 年 8 月〜 2022 年 3 月の間にサトラリズマブの初回処方を受け、ICD10 コード G36.0 の診断名があり、Index date より 90 日以上前から観察可能であった患者を対象とした。主要評価項目は、サトラリズマブ投与継続 360 日後に無再発で経口グルココルチコイドが 0mg/ 日まで減少、とした。副次的評価項目は、再発までの期間、サトラリズマブ継続投与中の Index date 以降の再発数、Index date 前後の再発率、併用薬の使用とした。

【結果】対象患者数は 131 人、女性が 119 人（90.8%）、18 〜 65 歳が 99 人（75.6%）であった。グルココルチコイド経口投与は 122 人（93.1%）、アザチオプリン投与は 25 人（19.1%）、タクロリムス投与は 24 人（18.3%）、生物学的製剤の使用は 6 人（トシリズマブ 1 人、エクリズマブ 5 人）に認められた。サトラリズマブ投与期間の中央値（四分位範囲）は 197.0（57.0 〜 351.0）日であった。125 人（95.4%）は index date 後無再発であった。6 人は index date 後 90 日以内に再発し、うち 2 人は index date 後 7 日以内に初回再発した。360 日間追跡された 21 人の患者のうち、6 人が index date 後 360 日以内に再発することなく 0mg/ 日のグルココルチコイドを処方されていた。

【結論】本 RWD 研究の結果は、臨床試験の結果を支持するものである。サトラリズマブ投与期間（中央値 197.0 日）において、大多数の患者が無再発であった。無再発でグルココルチコイド・フリーとなった患者数は、サトラリズマブ継続処方のもとで時間の経過とともに増加した。

（2）臨床試験デザインにおけるプロセスの効率化

　上記（1）とも関連するが、臨床試験を計画している医薬品・医療機器においては、臨床試験デザインにおけるプロセスを効率化するために、以下の目的でRWDを活用できる。

　①組み入れ基準と除外基準に基づいた患者数の推計

　②対象とする患者集団が多い地域や医療機関の把握

　③類似薬に関する情報の把握

　特に、既に市販されている類似薬がある場合、処方パターン、服薬コンプライアンス、アウトカム等を調査することにより、active comparatorの情報を得られる。

　これらにより、臨床試験の実施可能性（feasibility）や試験期間設定の根拠資料を得られる。

（3）製造販売後の安全性評価

　RWDを用いて、対象となる医薬品・医療機器を使用した患者群だけでなく、使用していない対照群も加えて、製造販売後の安全性等の評価ができる。

　しかし、保険データベースのみを用いて、薬剤の有害事象の頻度を調べる製造販売後安全性調査を実施することは推奨されないことがある。入力病名の感度が低く、特に軽症例は記載されないことがあり、有害事象の頻度が過小評価されるかもしれない（第3章6節参照）。

　例えば、入院中に薬剤性の肝機能障害が発生したとしても、軽度であれば、DPCデータ上に「肝機能障害」とわざわざ書かれないことがあるかもしれない。おそらく、休薬と安静以外に特段の治療をすることなく短期間で寛解してしまうような症例では、担当医は律儀に「肝機能障害」と入力しないかもしれない。

　こういう場合、DPCデータの他に血液検査結果の情報も含むデータを導入したデータベース（MID-NET、JMDC医療機関データベース、MDV

データ等）の使用が適当であろう。

（4）医療経済評価

　高額な医薬品や医療機器が次々に製造・承認され、市販されている。高額な新規がん治療薬等は、画期的ではあるものの、効果の大きさはさまざまである。従来からある廉価な治療薬と比べて、新規の高額な治療薬が、その費用に見合った効果を有するかどうか、それを定量的に評価する試みが、医療経済評価といわれる手法である[8]。

　医療経済評価には、医薬品・医療機器等の費用効果分析が含まれる。効果の指標は生存年または質調整生存年（quality-adjusted life years, QALYs）である。従来型の治療から新治療に置き換えた場合の増分費用を増分効果で除した増分費用効果比（incremental cost-effectiveness ratio, ICER）を算出する。費用のうち直接医療費の算出には、レセプト情報を活用できる。

　中央社会保険医療協議会における費用対効果評価の分析ガイドラインでは、「各健康状態の費用の推計において、（中略）実臨床を反映した国内におけるレセプトのデータベースを用いることを推奨する」と記載されている。

（5）臨床試験の結果を補完する資料の作成

　臨床試験による有効性・安全性の評価結果を補完する資料として、RWDの分析結果を活用することも考えられる。臨床試験のデータに追加して、RWDから得られたデータを利用することにより、一般化可能性を高められるかもしれない。

　例えば、承認済みの医薬品・医療機器について、承認時の臨床試験の組入れ基準が一部の患者層に限られていた場合、適応拡大や添付文書の改訂にあたって、RWDを用いた有効性・安全性評価の結果を補足資料として活用することも考えられる。臨床試験に基づき用法・用量の記載が設定されたものの、実臨床ではそれと異なる用法・用量で使用されており、有効性・安全性

に大きな影響がないと考えられる場合にも、RWD を用いてそれを検証し、適応拡大や添付文書の改訂に繋げることも考えられる。

（6）臨床試験の外部対照群に RWD を活用

　臨床試験において、RWD を外部対照として承認申請等における有効性・安全性の評価に活用することも検討可能である。特に希少疾患、遺伝子治療、再生医療等の領域において、症例数不足により対照群を置いた RCT が困難である場合、患者レジストリのデータを外部対照として活用することが

【事例３】 CLN2 の治療薬 Cerliponase alfa の臨床試験[9]

　　セロイドリポフスチン症 2 型（CLN2）は、トリペプチジルペプチダーゼ欠損を伴う遺伝性疾患であり、小児期から進行性認知症を引き起こす稀なライソゾーム病である。CLN2 の治療薬 Cerliponase alfa は、遺伝子組換えヒトトリペプジルペプチダーゼ 1（hTTP1）酸素前駆体であり、脳室内投与される。米国において、非盲検単群用量漸増試験とその継続試験、および患者レジストリを用いたヒストリカルコントロールによる試験が実施された。具体的には、3 〜 16 歳の患児 23 例に対して Cerliponase alfa を 30mg、100mg、300mg のいずれかで開始し、その後全例に 300mg を少なくとも 96 週間投与した。主要転帰は、CLN2 臨床評価尺度の運動領域と言語領域のスコアが 2 点低下するまでの期間とした。患者レジストリから未治療の CLN2 患者 42 例を外部対照として抽出し、単群試験における対象者と主要転帰を比較した。その結果、Cerliponase alfa 投与群は外部対照群と比較し、運動機能や言語機能の低下が抑制されると結論づけられた。これらをもとに、Cerliponase alfa は 2017 年に FDA に承認された。

考えられる。欧米では先行事例があり、今後日本でも検討の余地はある。

治療群と外部対照群を比較する場合、比較可能性が問題となる。治療群と外部対照群の間で組み入れ基準・除外基準が異なっていると、両群の比較が難しくなる。また、治療群と外部対照群の背景因子の違いが交絡となり、結果を歪める可能性がある（その場合、傾向スコア等を用いて交絡調整が必要となる）。エンドポイントの測定方法が治療群と外部対照群の間で異なっていると、やはり比較が困難になる。さらに、外部対照群を用いてもなおサンプルサイズが不足することもある。

RWD の活用が、医薬品に関する有益な情報を与えうる点は疑いがない。しかし、RWD を用いた観察研究や、RWD を外部対照とした試験は、その内容によってエビデンスのレベルが異なる。薬事申請においてはやはり、RCT がゴールドスタンダードであることは古今東西変わらない。RWD を用いた結果を薬事上の判断に活用できるかどうかは、その医薬品の特性、疾患の希少性、RWD により得られたエビデンスのレベルを総合的に勘案して判断すべきであろう。

文献

1. Kesselheim AS, et al. New "21st Century Cures" Legislation: Speed and ease vs science. JAMA 2017 ; 317 : 581-582.
2. U.S. Food and Drug Administration. Framework for FDA's Real-World Evidence Program. December 2018.
3. 厚生労働省.「医薬品の製造販売後の調査及び試験の実施の基準に関する省令等の一部を改正する省令の公布について（医薬品の製造販売後の調査及び試験の実施の基準に関する省令関係）」. 平成 29 年 10 月 26 日. https://www.mhlw.go.jp/web/t_doc?dataId=00tc2995&dataType=1&pageNo=1.
4. 厚生労働省.「承認申請等におけるレジストリの活用に関する基本的考え方」について. 2021 年 3 月 23 日. https://www.mhlw.go.jp/web/t_doc?dataId=00tc5763&dataType=1&pageNo=1
5. 厚生労働省.「レジストリデータを承認申請等に利用する場合の信頼性担保のための留意点」について. 2021 年 3 月 23 日. https://www.mhlw.go.jp/web/t_doc?dataId=00tc5764&dataType=1

&pageNo=1

6. Winburn I, et al. Estimating the Prevalence of Transthyretin Amyloid Cardiomyopathy in a Large In-Hospital Database in Japan. Cardiol Ther 2019 ; 8 : 297-316

7. Nakashima I, et al. Real-world management of patients with neuromyelitis optica spectrum disorder using satralizumab: Results from a Japanese claims database. Multiple Sclerosis and Related Disorders 2024 ; 84 : 105502.

8. 康永秀生. そろそろ医療の費用対効果を考えてみませんか？　医療関係者のための医療経済評価入門. 中外医学社. 2021

9. Schulz A, et al. Study of Intraventricular Cerliponase Alfa for CLN2 Disease. N Engl J Med 2018 ; 378 : 1898-1907

第6章

リアルワールドデータを
用いた研究の実践

1．研究デザイン
2．リアルワールドデータの統計解析

1 研究デザイン

（1）RWD を用いた臨床研究の役割

一般に、臨床研究の役割は、以下のように区分される[1]。

（ⅰ）疾患・治療・予後の記述

（ⅱ）疾患のリスクや予後の予測

（ⅲ）診療の構造・プロセス・アウトカムの評価

（ⅳ）治療の効果判定

（ⅴ）臨床診断の妥当性・信頼性の評価

このうち(ⅰ)から(ⅲ)については、RWD の大規模なサンプルサイズを活かした良い研究が実施可能である。(ⅳ)については、ゴールドスタンダードはRCT であるものの、うまくデザインすれば RWD でも大いに可能である。(ⅴ)の診断研究だけは、RWD を用いて行うことは難しい。

（2）RWD を用いた臨床研究のタイプ

臨床研究のタイプは、疫学研究デザインに則って、表 6-1 のように分類できる。

RWD を用いた研究は観察研究に該当する。観察研究のすべてのタイプは、RWD を用いて実践可能である。

（3）RWD を用いた臨床研究のデザイン

1）一般的な臨床研究デザインとの相違点

臨床研究デザインの出発点は、まず日常臨床の中からクリニカル・クエスチョン（clinical question, CQ）を紡ぎ出すことである。CQ は日常臨床

リアルワールドデータを用いた研究の実践　第6章

表　6-1　臨床研究のタイプ

1. **介入研究 interventional study**
   ランダム化比較試験 randomized controlled trial（RCT）、等
2. **観察研究 observational study**
   （1）記述的研究 descriptive study
   　　　症例シリーズ研究 case series study
   （2）分析的観察研究 analytic observational study
   　　（ⅰ）横断研究 cross-sectional study
   　　（ⅱ）縦断研究 longitudinal study
   　　　　・コホート研究 cohort study
   　　　　　前向きコホート研究 prospective cohort study
   　　　　　後向きコホート研究 retrospective cohort study
   　　　　・症例対照研究 case control study
   　　　　・自己対照研究デザイン self-controlled study design

等

の現場で生じるありのままの疑問であり、まだ臨床家の頭の中でもやもやと浮かんでいるあいまいな疑問である。

　CQ を PE（I）CO の形式（表 6-2）に定式化し、FINER（表 6-3）を検討することを通じて、検証可能なリサーチ・クエスチョン（research question, RQ）に昇華する。その過程で、先行研究の徹底的なレビューが必須である[1]。RWD を用いた研究でも、これらの点は全く同じである。

　RWD を用いた研究の実施を検討するに当たり、まずデータの入手可能性（availability）を検討する必要がある。公的な保険データベースや患者レジストリーは、アカデミアだけでなく民間企業にも公開されるようになってきた。民間の保険データベースや電子カルテデータを含むデータベースにもアクセスしやすくなっている。データの availability はかつてより改善している。

　次に、データを入手・管理・利活用できる体制を自施設内で構築できるか、データを分析しアウトプットを生む技術力や専門家との協力体制を確保

113

表 6-2 PE（I）CO

P	Patient（患者）
E（I）	Exposure（曝露）または Intervention（介入）
C	Control（対照）
O	Outcome（アウトカム）

表 6-3 FINER

Feasible	研究が実施可能である
Interesting	当該領域の臨床家にとって興味深い内容である
Novel	新規性がある
Ethical	研究の方法が倫理的である
Relevant	患者にとって切実な問題と関連がある

できるかどうか、検討が必要である。これらは研究の実施可能性
（feasibility）に大きく関連する。

2) PECO の定式化

　下記のポイントを押さえつつ先行研究のレビューを行い、PECO を洗練
させる必要がある。

（ⅰ）Patient
　先行研究が大学病院等いわゆる high volume center だけから症例を収
集している場合や、高齢者や合併症を有する患者を除外している場合、一般
化可能性は乏しい。同じ研究テーマであっても、全国規模の RWD によっ
て一般化可能性に優れた研究を行えば、新規性を担保できる。

（ⅱ）Exposure
　先行研究が特定の治療法についてのみ検討しており、そのバリエーション

については検討していないことがある。RWDを用いれば、現実の世界で行われている様々な治療のバリエーションを検討できる。例えば、先行研究では検討されていない薬剤の投与量・投与期間等を新たに検討すれば、新規性を担保できる。

(iii) Control

興味のある治療を行っている患者群に対して、非治療対照群だけでなく、種々の異なる治療を行っている群との比較も、RWDを用いて行うことができる。医薬品の場合、当該医薬品を投与された患者を治療群、何も投与されていない患者（non user）を対照群とすることもできる。また、当該医薬品と同じ適応をもつ他の医薬品を投与された患者群（active comparator）を対照群とすることもできる。

(iv) Outcome

症例数の少ない先行研究では、頻度の少ない合併症や死亡についてはデータがないことがある。大規模なRWDを用いれば、それらが検証可能となるかもしれない。

3) FINERのチェック

RWDを用いた臨床研究、特に既存データの二次利用の場合、ethicalかどうかについてはほぼ問題がない。倫理審査委員会に申請して承認を受ける必要はある。

Interesting, Novel, Relevantであるかどうかの検討は、一般的な臨床研究デザインの場合と同じである。研究の対象となる領域の臨床家や医療政策担当者にとって、興味深い（interesting）内容でなければならない。新規性のある（novel）内容であることは当然に重要な要件であって、先行研究の二番煎じではあっては何も評価されない。患者にとって切実な問題と関連している（relevant）ことも必須である。単なる知的好奇心を満たすだ

けの、研究のための研究（study for study's sake）をやってはならない。

　さて、最大の問題は feasible かどうかである。一般的な臨床研究デザインにおいて、実施可能性（feasibility）に関して検討が必要な項目の第一番目が、十分なサンプルサイズの確保である。この点、大規模な RWD では膨大な症例数を得られるため、サンプルサイズの確保はあまり問題にならない。

　RWD を用いた臨床研究の実施可能性に関して検討すべき最大のポイントは、入手できる RWD によって CQ が検証可能（testable）かどうかである。第 2 章 3 節「患者レジストリーの新規構築」で紹介したように、プロトコール・ベースで前向きにデータ収集を行うというタイプの患者レジストリーでは、事前に研究デザインを立ててから必要なデータを取りにかかることができる。それ以外の場合はすべて、RWD は後向きデータである。つまり、研究デザインを立てる前からすでにデータは存在している。存在するデータ項目の中に、知りたいアウトカムが存在するか、存在しなければ致命的となる交絡要因のデータが存在するかどうか、について検討が必要である。

　これらを明らかにするためには、先行研究の徹底的なレビューを行い、先行研究で用いられているアウトカム指標や、すでに指摘されている交絡要因をリストアップしておくことが重要である。それらを入手可能な RWD のデータ項目と照合することによって、研究の実施可能性を判断しなければならない。

　研究テーマによっては、入手可能な RWD のデータ項目の制限によって、実現可能性がないと判断されることは少なくない。これに関する事前の検討を怠り、実現可能性が担保されないままに RWD を入手しても、研究は成り立たない。

　保険データベースで利用できるアウトカム指標は、死亡、合併症、在院日数、再入院、特定の治療の実施、入院医療費、等に限られる。最適なアウトカム指標が RWD のデータ項目の中に存在しない場合でも、代替的なアウトカム指標になりうるデータ項目がないかどうかを検討することは重要である。

　例えば先行研究において、慢性硬膜下血腫に対する穿頭血腫除去術後の再

発を示すアウトカム指標として、「CT 所見で認められる血腫の増大」が用いられていた。保険データベースにそのようなデータ項目は存在しない。しかし「穿頭血腫除去術の再手術」というデータ項目は存在するので、それを代替アウトカムとして利用可能である。

4）研究プロトコールの作成

CQ を立て、PECO を立案し、RQ に昇華できたら、研究プロトコールを作成する。研究プロトコールの作成は、研究の効率性を上げるために必須のプロセスである。RWD を用いた研究では、データベースを管理する主体にデータ取得の申請を行う際に、研究プロトコールの提出を求められることが通常である。また、有償の RWD を入手するためには研究費を事前に獲得する必要があり、研究費申請書作成のためにも研究プロトコールの準備は必須となる。表 6-4 に、研究プロトコールに含めるべき内容の一覧を示す。

表 6-4 研究プロトコールの構成

Ⅰ．リサーチ・クエスチョン
Ⅱ．研究の背景と目的
　すでに明らかになっていることは何か？（What is already known?）
　まだ明らかになっていないことは何か？（What remains unknown?）
　研究の目的（The aims of the present study）
Ⅲ．研究期間
Ⅳ．対象者
　対象者の組み入れ基準・除外基準
Ⅴ．必要となるデータ項目
　患者の背景要因、交絡因子、アウトカム
Ⅵ．統計手法
　データ加工・データ解析の計画
Ⅶ．期待される結果

5) やりがちだがやってはいけないこと

　RWD を用いた臨床研究において、やりがちだがやってはいけないのは以下のようなことだ。

　　（ i ） 研究の背景・仮説・目的は何か、考えがまとまらないまま、適当な研究プロトコールを書いてデータ取得申請をする。

　　（ ii ） 適当な研究プロトコールにもかかわらず申請が通り入手してしまった RWD の断片を、とりあえずぼんやりとブラウズする。

　　（iii） ともかく統計ソフトをぶん回して、$p < 0.05$ が出たらそれに合う仮説を考え始める。

　　（iv） もっともらしい分析結果が出てから先行研究レビューを開始し、同様の結果を示す論文がすでに出版されていることを発見して、途方に暮れる。

　　（ v ） 先行研究で指摘されている交絡因子のデータが、入手した RWD の断片の中に存在しないことに気づき、お手上げになる。

　上記のようにならないためにも、緻密な研究プロトコールを事前に作成しておくことは必須である。

2 リアルワールドデータの統計解析

（1）RWD における解析上の課題

RWD 以外の研究で常に課題となるサンプルサイズの問題は、RWD を用いた研究ではほとんど問題にならない。また、RCT で特に問題となる一般化可能性の低さは、RWD を用いた研究でカバーできることがある。むしろ、膨大なサンプルサイズと一般化可能性の高さこそ、RWD を用いた研究の長所である。

RWD を用いた研究で特に注意しなければならない統計解析上の問題として、(i)リスク調整、(ii)適応交絡、および(iii)欠損値の取り扱いが挙げられる。いずれも、RWD に限らず観察研究における共通の課題ではあるものの、RWD では特に注意を払うべきものである。

（2）RWD におけるリスク調整

1）各 RWD で入手可能なリスク調整因子

疾患特異的な患者レジストリーは、疾患の重症度や進行度のデータは比較的充実しており、それらを用いて直接にリスク調整が可能である。

保険データベースのうち、NDB・JMDC・DeSC 等のレセプトデータは、すべての疾患に対する処方・処置・手術等のプロセス・データは充実しているものの、傷病名の妥当性にやや難があり（第3章6節参照）、また個々の疾患の重症度や進行度に関する直接的な指標はほとんどない。それに対して DPC データは傷病名の特異度は高く、一部の疾患の重症度や進行度に関するデータを含んでいる（第3章5節参照）。

電子カルテデータを含むデータベースは、レセプトや DPC データに加えて血液検査データやバイタルサインのデータも含まれる。

このようにデータベースによって入手可能なデータ項目は異なり、それらによって可能なリスク調整の範囲も変わってくる。

2) レセプトデータにおけるリスク調整

レセプトデータはとりわけリスク調整やアウトカム指標に使えるデータ項目が少ない。とはいえ、下記のような様々な工夫を凝らして、ある程度のリスク調整は可能である。

（ⅰ）処方・処置・手術等のデータの活用

下記はほんの一部の例に過ぎない。

・「高血圧」という病名の感度は低い。しかし、降圧薬の処方データは感度も特異度も高い。したがって、「高血圧」の存在は、病名ではなく処方データで同定する。

・術後にどの抗生物質をどれだけの容量で何日間やったか、処方データから分かる。

・出血量のデータは存在しない。しかし輸液量や輸血量は処方データから分かる。

・消化管穿孔による腹腔内の汚染の程度は分からない。しかし手術中に腹腔内の洗浄のために使用した生理食塩水の量は、処方データから分かる。

・「急性心不全」という病名の感度は低い。しかし、カテコラミンの使用量は処方データから分かる。IABP, PCPS 等を要する重症の心不全は、処置データで同定できる。

・「急性呼吸不全」という病名の感度は低い。しかし、「気管内挿管」「人工呼吸器管理」といった処置データは感度も特異度も高い。軽度の呼吸不全は同定できないが、気管内挿管や人工呼吸器管理を要する重症の呼吸不全は、処置データで同定できる。

・「腎不全」という病名の感度は低い。しかし、腎代替療法を要する重症の腎不全は、処置データで同定できる。

・手術時間のデータは存在しない。しかし麻酔時間のデータは存在する。なぜなら、麻酔の保険点数は30分ごとに加算されるからだ。

・リハビリテーションを毎日何分やったかが分かる。なぜならリハビリの点数は20分ごとに加算されるからだ。

・胸腔ドレーンの留置期間は分かる。なぜなら持続吸引を行うドレーン法は1日あたり50点の保険点数がつけられ、ドレーンを抜去するとつかなくなるからだ。

・肺血栓塞栓予防のための弾性ストッキングまたは間歇的空気圧迫装置を使用したかどうかは、肺血栓塞栓症予防管理料が算定されているかどうかを見れば分かる。

(ii) ICDコードで算出できる総合的な重症度指標

下記のような指標が開発されているので、適宜、リスク調整因子として利用可能である。

①Charlson Comorbidity Index[2]

ICD-10コードをベースにした併存症指数である。成人の入院患者における退院後1年以内の死亡率を精度よく予測できる簡便なスコアである。表6-5にある各併存症のスコアを足し合わせて、各個人の併存症スコアを算出できる。スコアの最大値は24である。保険データベースを用いた研究におけるリスク調整因子として、非常によく用いられる。ぜひ使用されたい。

②Hospital Frailty Risk Score[3]

ICD-10コードをベースにした急性期入院患者のフレイルを予測するスコアである。イギリスの入院患者データベース（Hospital Episode Statistics）を用いて開発された指標であるが、日本の保険データベースを用いた研究でも活用できる可能性がある[4]。

③外傷患者のリスク・スコア

ICD-10-based trauma mortality prediction scoring systemは、外傷患者の死亡率を予測するスコアである[5]。ICD-10-Based Disability Predictive Indexは、外傷患者の障害を予測する指標である[6]。

表 6-5 Charlson Comorbidity Index

Charlson comorbidity	Score
Diabetes with chronic complications	1
Chronic pulmonary disease	1
Renal disease	1
Rheumatologic disease	1
Congestive heart failure	2
Dementia	2
Mild liver disease	2
Hemiplegia or paraplegia	2
Any malignancy, including leukemia and lymphoma	2
Moderate or severe liver disease	4
AIDS/HIV	4
Metastatic solid tumor	6

(3) 適応交絡とその対処法

1) 適応交絡とは

　RWDを用いた研究はすべて観察研究であり、RCTと異なり、治療の割り当てはランダムではない。2つの治療の効果比較研究の場合、観察研究においては、患者の背景要因（年齢、性別、疾患の重症度等）がアウトカムだ

図 6-1 適応交絡

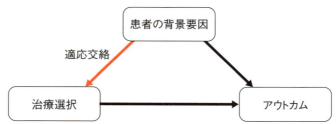

けでなく、治療選択にも影響する。これを**適応交絡**（confounding by indication）という。

　治療選択にもアウトカムにも影響を及ぼす交絡因子が解析モデルに含まれない場合、解析結果に歪みが生じる。先行研究のレビューや臨床的判断に基づいて、交絡因子となりうる変数をリストアップし、入手できる RWD からそれらのデータを適切に抽出しなければならない。重要な交絡因子のデータが入手できない場合、それはそのまま「未測定交絡」となり、研究の限界につながる。

2）交絡に対する統計学的対処法

　交絡に対する統計学的な対処法には、(i)多変量回帰分析、(ii)傾向スコア分析（propensity score analysis）、(iii)操作変数法（instrumental variable analysis）、(iv)不連続回帰デザイン（regression discontinuity design）、(v)時間依存性交絡（time-dependent confounding）に対する周辺構造モデル（marginal structural model）等、種々の方法がある。これらの詳細については、筆者による『超絶解説：医学論文の難解な統計手法が手に取るようにわかる本』（金原出版）をご参照いただきたい。本書では前述の(i)から(iii)について概略を記す。

（i）多変量回帰分析

　多変量回帰分析（multivariable regression analysis）は、臨床研究でもよく用いられる統計手法である。曝露とアウトカムの関連を明らかにしたり、疾患の予後を予測したりするといった目的に用いられる。効果比較研究においては、他の独立変数の影響を調整した上で、治療の割り当て変数とアウトカムの関連を明らかにする。

　アウトカムが連続変量の場合は**重回帰**（multiple regression）、2 値変数の場合は**ロジスティック回帰**（logistic regression）、打ち切り例のある 2 値変数の場合は Cox 回帰（Cox regression）が用いられる。

しかし、多変量回帰分析では、独立変数間の多重共線性の問題が生じることがある。独立変数に投入すべき変数の選択の誤りによって、解析結果に歪みが生じる。これをモデルの誤設定（misspecification）という。独立変数が多いほど、これらの問題は生じやすくなる。

（ii）傾向スコア分析

各患者が2つの治療のうち一方の治療を選択される確率を、傾向スコア（propensity score）という[7]。傾向スコア分析には、**傾向スコア・マッチング（propensity score matching）**、**傾向スコアによる重み付け（weighting）**、**傾向スコアによる調整（propensity score adjustment）**等の方法がある。

傾向スコアの推計には、一般的にロジスティック回帰を用いる。治療Aを受けるかどうかを従属変数として、潜在的な交絡因子を回帰モデルに投入する。なお投入できる変数は、治療の割り当てよりも前（あるいは同時点）に確定している要因でなければならない。投入できる独立変数の個数に制限はなく、多重共線性も問題にならない。

傾向スコア・マッチングが、臨床研究で最も頻繁に行われている交絡調整方法である。傾向スコア・マッチングでは、治療A群とB群のそれぞれから、傾向スコアが近似している対象者を1：1（または1：n）で抽出する。これにより、全体の症例数は少なくなるものの、治療A・B群間で患者背景がバランシングされた集団を作成できる。

逆確率による重み付け法（inverse probability of weighting）では、治療A群は傾向スコア（PS）の逆数［1/PS］、治療B群は1-PSの逆数［1/（1-PS）］により重み付けを行う。オーバーラップ重み付け法（overlap weighting）では、治療A群は1－PS、治療B群はPSにより重み付けを行う。重み付けによって、両群の患者背景はバランシングされる。

傾向スコア分析は、**測定されている交絡（measured confounders）**については調整できるものの、**未測定交絡（unmeasured confounders）**を調整することはできない。未測定交絡が存在すると、傾向スコア分析では

誤った結果を導くことになる。

(iii) 操作変数法

操作変数法（instrumental variable method）は、RWDを用いた臨床研究でかなり利用されるようになっている。操作変数法は、理論上、測定された交絡因子だけでなく、未測定交絡も調整可能である[8, 9]。

操作変数法では、交絡因子、アウトカム、治療以外の第4番目の変数であって、以下の3条件を満たす別の変数（＝操作変数）を新たに見つけ出さなければならない（図6-2）。

①治療の選択に直接影響する
②アウトカムに直接影響しない（治療を介してのみアウトカムに影響する）
③交絡因子と関連がない

治療Aを1、治療Bを0とする2値変数を従属変数、操作変数と交絡因子を独立変数とする回帰分析を行い、各患者が治療Aを受ける確率を求める。次に治療Aを受ける確率を独立変数、アウトカムを従属変数とする回帰分析を行うことにより、治療Bと比較した治療Aのアウトカムの差分を推計できる。

RWDを用いた臨床研究でよく用いられる操作変数には、(i)ある治療の施設別の実施割合、(ii)居住地から病院までの距離、(iii)入院した曜日、等がある。

図 6-2 操作変数の条件

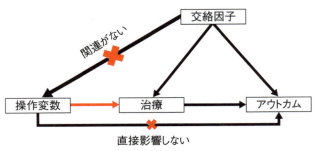

| Column |

傾向スコア分析の誤用例

　治療Aと治療Bの効果を比較する際に、どちらか一方の治療に割り当てられる確率（傾向スコア）を潜在的交絡因子によって予測し、マッチングや重み付けによって両群間のバランシングを図る。つまり傾向スコアは治療の選択を予測するものである。

　さて、以下のような傾向スコア分析の適用は誤りである。

　(i)ある疾患のアウトカムの男女差を検討するために、患者を男女の2群に分け、性別（男性＝0、女性＝1）を従属変数、他の背景因子を独立変数とする多変量ロジスティック回帰分析により「傾向スコア」を算出し、それによりマッチングを行う。見かけ上、男性群と女性群の他の背景因子はうまくバランシングされる。マッチング後の両群間でアウトカムを比較する。

　このようなやり方は誤りである。傾向スコアを予測するモデルに投入できる変数は、両群の割り当てよりも前（あるいは同時点）に確定している要因でなければならない。男女の割り当ては出生時点で確定しているのであって、他の背景要因は割り当ての後に確定しているからである。

　(ii)治療Aは2019年以前に行われていた旧治療法、治療Bは2020年以降に治療Aと切り替わった新治療法である。患者を治療A群と治療B群に分け、治療Bを選択される確率を患者の背景因子で予測し、「傾向スコア」を算出する。それによりマッチングを行う。見かけ上、治療A群と治療B群の患者背景はうまくバランシングされるだろう。しかし、治療Aと治療Bのどちらを選択するかは、患者の背景因子とは明らかに無関係である。

（4）欠損値の取り扱い

　観察研究では、データに欠損値が生じることがある。欠損値が生じるメカニズムは以下の3つに分類される。

（ⅰ）missing completely at random（MCAR）

　患者の意図や特別な状況を伴ったものではなく、全く偶然に欠損した場合。例えば、患者が来院した日にたまたま体重計が壊れていたので、体重が測定できずデータが欠損している、といったケースである。

（ⅱ）missing at random（MAR）

　意図的な欠損ではあるものの、欠損しているか否かは欠損値そのものに依存していない。例えば、意識障害の患者は体重を測定できなかった。しかしそれは、体重の値そのものには依存していない（体重が重くても軽くても計測できなかった）。

（ⅲ）missing not at random（MNAR）

　意図的な欠損があり、欠損しているか否かが欠損値そのものに依存している。例えば ADL（activity of daily living）が不良な患者ほど ADL の正確な測定に手間がかかるため、ADL 値の欠損が生じやすかった。

　MCAR のケースに限って、欠損値のある患者を除外する完全ケース分析（complete case analysis）を行っても、結果に歪みをもたらすことはない。しかし、MCAR であることは稀であると考えられる。

　MAR の場合は、**多重代入法（mulitiple imputation）**という統計処理によって、より正しい結果が得られる。多重代入法とは、欠損値に対して確率的に数値を代入したデータセットを複数作成し、データセットごとに推計値を求め、それらを統合するという方法である。

　MNAR に対しては、多重代入法を行っても、結果の歪みを正すことはで

きない。明らかに MNAR である欠損値を多数含む変数はモデルに投入しないほうが良い。ただし、MAR なのか MNAR なのかデータから判別することは難しい[10]。

(5) Target trial emulation

観察データを用いた因果推論においては、交絡の問題だけでなく、誤った研究デザインの設定により多くのバイアスが生じうるという課題がある。観察研究という荒野のあちこちに潜む陥穽にはまることがないように、細心の注意が必要である。

近年、"target trial emulation" というフレームワークが提唱されている。Target trial emulation（ターゲットトライアルエミュレーション）とは、観察データを用いた因果推論において、関心のある臨床的疑問に答えうる RCT を想定し、利用可能な観察データと適切な手法を用いてその RCT を模倣（emulate）し、介入の因果効果を推定するための枠組みである[11-13]。言い換えれば、交絡の問題だけでなく、誤った研究デザインによって起こりうる種々のバイアスの問題に対して系統的に対処するための方法論である。

Target trial emulation という言葉自体は比較的新しいものの、それに含まれる内容はほぼすべて、従来からあるものである。つまり我々研究者がこれまで実践してきた既存の技術要素をかき集めて、リストアップしたものである。

Target trial emulation では、まずプロトコール（実施計画書）を作成する。プロトコールには、1）適格基準（eligibility criteria）、2）治療戦略（treatment strategies）、3）治療の割り付け（treatment assignment）、4）アウトカム（outcomes）、5）追跡（follow up）、6）causal estimand、7）統計分析計画（statistical analysis plan）について記載する。

なお、観察データを用いて RCT を模倣すると言っても、プラセボ対照試験は模倣できないため、target trial はプラグマティック臨床試験である。

リアルワールドデータを用いた研究の実践　第6章

1）適格基準

　対象となる患者の適格基準を明示する。適格基準は、ベースライン時の情報にのみ基づくようにする。よくある落とし穴は、ベースライン後の情報に基づいて対象患者を選択することである。追跡期間中に収集された情報を適格性の決定に用いることはできない。

　データソースによっては、特定の適格基準を正確に模倣できないことがある。例えば、保険データベースには、検査が行われたかどうかのデータは含まれているものの、それらの結果は含まれない。したがって、適格基準に検査結果が含まれる場合、保険データベースでは模倣できない。

2）治療戦略

　対象者を割り付ける具体的な治療を明示する。継続的な治療の場合は、対象者がその治療を遵守すべき期間、および割り付けられた治療を中止または変更できる正当な理由について明らかにする。

3）割り付け

　RCTでは、各被験者は治療戦略の1つにランダムに割り付けられる。観察研究では、観察されたデータを用いて、患者が実際に受けた治療に割り当てる。観察データは日常臨床を反映しており、割り当てはランダムではないので、ベースラインの共変量を用いて交絡を調整しなければならない。

4）アウトカム

　アウトカムの定義、ならびにアウトカムを測定するアルゴリズムの妥当性および信頼性を明示しなければならない。

　保険データベースには、疼痛等の症状、QOL等のアウトカムに関する情

129

報は含まれていない。また観察データでは、RCT のようにアウトカムが事前の計画に沿って評価されるわけではないため、誤分類（misclassification）のバイアスをきたしやすい。

5）追跡

追跡開始時点は、適格基準を満たす対象者が選択され、治療が割り付けられ、アウトカムの測定が開始された時点である。観察研究ではこのルールから外れて、immortal time bias（不死時間バイアス）や prevalent user bias（既使用者バイアス）等が生じているケースが少なからず見受けられる。その後の追跡は、アウトカムの発生、打ち切り、死亡、競合イベントまたは追跡終了のいずれか 1 つが最も早く起こる時点まで継続される。

6）causal estimand

Estimand（エスティマンド）とは、研究において明確に定義された推定の対象である。言い換えれば、何を測定し、推定しようとしているかを示す。研究の内容によって種々の estimand が定義される。

RCT では、estimand はしばしば intention-to-treat による治療割り付けの効果である。Target trial でも、治療割り付けに関するデータを入手でき、参加者がベースライン時に治療戦略に従っている場合、intention-to-treat による効果の推定が可能である。一方で観察データによる trial emulation では、per-protocol による効果（割り当てられた治療戦略を完全に遵守した場合に観察されたであろう効果）を推定することもある。

7）統計分析計画

Target trial emulation によって新しい治療と既存の治療を比較する場合、active comparator new user design が適している。Active comparator

（アクティブコンパレーター）とは、プラセボ対照ではなく、実際に臨床で使われている他の治療法である。New user（新規ユーザー）とは、研究開始時点で初めて選択された治療を開始した患者である。これにより、既存の治療効果によるバイアス（prevalent user bias）を避け、治療開始後の純粋な効果を評価できる。

さらに応用的なデザインも提唱されている。Clone-censor-weight design（クローン - 打ち切り - 重み付けデザイン）は、各群で治療の開始のタイミングや治療期間が異なるケースで不死時間バイアス等を制御したい場合に適している[14, 15]。例えば、治療割り当てから一定の grace period（猶予期間）以内に治療を開始する場合、異なる治療期間を要する群間を比較する場合、ある検査結果の基準値に基づいて治療が開始される場合等である。詳細は引用文献を参照されたい。

文献

1. 康永秀生：できる！臨床研究 最短攻略 50 の鉄則. 金原出版，2017.
2. Quan H, et al. Updating and validating the Charlson comorbidity index and score for risk adjustment in hospital discharge abstracts using data from 6 countries. Am J Epidemiol 2011 ; 173 : 676-682.
3. Gilbert T, et al. Development and validation of a Hospital Frailty Risk Score focusing on older people in acute care settings using electronic hospital records: an observational study. Lancet. 2018 ; 391 : 1775-1782.
4. Shimizu A, et al. Hospital Frailty Risk Score predicts adverse events in older patients with hip fractures after surgery: Analysis of a nationwide inpatient database in Japan. Arch Gerontol Geriatr. 2022 ; 98 : 104552.
5. Wada T, et al. Development and validation of a new ICD-10-based trauma mortality prediction scoring system using a Japanese national inpatient database. Inj Prev 2017 ; 23 : 263-267.
6. Wada T, et al. Development and validation of an ICD-10-based disability predictive index for patients admitted to hospitals with trauma. Injury 2018 ; 49 : 556-563.
7. 康永秀生，他：できる！傾向スコア分析 SPSS・Stata・R を用いた必勝マニュアル. 金原出版，2018.
8. Greenland S. An introduction to instrumental variables for epidemiologists. Int J Epidemiol 2000 ; 29 : 722-729.

9. Davies NM, et al. Issues in the reporting and conduct of instrumental variable studies: a systematic review. Epidemiology 2013 ; 24 : 363-369.

10. Cummings P. Missing data and multiple imputation. JAMA Pediatr 2013 ; 167 : 656-661.

11. Hernán MA, et al. Target Trial Emulation: A Framework for Causal Inference From Observational Data. JAMA. 2022 ; 328（24）: 2446-2447.

12. Hernán MA, Robins JM. Using Big Data to Emulate a Target Trial When a Randomized Trial Is Not Available. Am J Epidemiol 2016 ; 183 : 758-64.

13. Hernán MA, et al. Specifying a target trial prevents immortal time bias and other self-inflicted injuries in observational analyses. J Clin Epidemiol 2016 ; 79 : 70-5.

14. Yoshida K, et al. Comparative Safety of Gout Treatment Strategies on Cardiovascular Outcomes Using Observational Data: Clone-censor-weight Target Trial Emulation Approach. Epidemiology. 2023 ; 34（4）: 544-553.

15. Kirkegård J, et al. Effect of surgery versus chemotherapy in pancreatic cancer patients: a target trial emulation. J Natl Cancer Inst. 2024 ; 116（7）: 1072-1079.

第 **7** 章

リアルワールドデータ
研究の論文投稿

1. STROBE 声明と RECORD 声明
2. 査読への対処法
3. リアルワールドデータからエビデンスを
   生み出す力

1 | STROBE 声明と RECORD 声明

　観察研究論文報告の質を改善するためのガイドラインとして、**STROBE**（**Strengthen the Reporting of Observational Studies in Epidemiology**）が知られる[*1]。

　STROBE 声明は、論文のタイトル・抄録・緒言・方法・結果・考察に関連した 22 項目のチェックリストから成る。そのうち 18 項目は、コホート研究（cohort study）、症例対照研究（case-control study）、および横断研究（cross-sectional study）に共通の項目である。

　RWD を用いた研究は観察研究であるため、基本的に STROBE に即して論文を作成すべきである。しかし、STROBE は RWD を用いた研究に特有の問題に対処できない。そこで、STROBE を拡張する形で、RWD を用いた研究論文報告の質を改善するためのガイドラインとして、**RECORD**（**REporting of studies Conducted using Observational Routinely-collected Data**，日常的に収集される観察データを用いた研究の報告基準）が作成された[*2]。適切な報告を通じて、読者が論文の内容をよりよく理解し、内的妥当性および外的妥当性を推論できるようにすることが主な目的である[1]。

　RECORD が示す「日常的に収集されるヘルスデータ（Routinely collected health data）」には、(i) Health administrative data（保険データベース）、(ii) Electronic medical record data（電子カルテデータ）、(iii) Epidemiological surveillance（疫学調査）、(iv) Disease registries（疾患レジストリー）が含まれる。すなわち、RWD とほぼ同義である。

　本章は、STROBE 声明と RECORD 声明の特に重要な部分について解説する。

---

*1：http://www.strobe-statement.org
*2：http://www.equator-network.org/reporting-guidelines/record/

リアルワールドデータ研究の論文投稿　第7章

（1）タイトルと抄録

　表 7-1 において、RECORD 声明 1.1 にある「使用したデータの種類」とは、保険データベース、電子カルテデータ、患者レジストリー等の区別である。RECORD 声明 1.3 は、2 つ以上のデータベースを結合した場合の記載の明示を指摘している。"linked" や "linkage" のような単語を用いることを推奨している。

表 7-1 タイトルと抄録

STROBE 声明		RECORD 声明	
タイトルと抄録（Title and abstract）			
No.1	(a) タイトルか抄録の中に研究デザインを示す。 (b) 研究で何が行われ、何が明らかになったのか十分な情報を含み、かつバランスの良い要約を記載する。	1.1	タイトルか抄録のなかで、使用したデータの種類を明示する。可能ならばデータベース名を含めるべき。
		1.2	該当するならば、研究が行われた地理的位置と時間的枠組みを明示するべき。
		1.3	データベース間の結合を実施したならば、タイトルか抄録の中でデータ結合について明確に記述すべき。

（2）緒言

　緒言では STROBE 声明の拡張はない（表 7-2）。しかし、RWD を用いた研究の目的が仮説検証型か仮説生成型かを明確にすべきである。

表 7-2 緒言

STROBE 声明	RECORD 声明
緒言（Introduction）	
背景／論拠（Background/Rationale）	
No.2 研究の科学的な背景と論拠を説明する。	―
目的（Title）	
No.3 特定の仮説を含む研究目的を記述する。	―

（3）方法

　表 7-3 において、STROBE No. 4、5 では RECORD への拡張はない。しかし、データベースの内容と妥当性、データが収集されたもともとの理由等の情報を提供する必要はある。

　RECORD 声明 6.1 では、研究の透明性を示すため、研究対象集団を特定するために用いたコードやアルゴリズムの妥当性を報告することとしている。これらコードやアルゴリズムを提示することは、他の研究者に対して、研究の外的妥当性・内的妥当性を示すことにもつながる。

　RECORD 声明 6.2 では、対象者選択に用いたコードやアルゴリズムの妥当性研究を引用すべきであるとされる。もし、妥当性検証について研究の中で実施され他で公表されていない場合は、詳細な方法と結果を提供すべきである。

　RECORD 声明 7.1 では、研究の再現性や評価、また他の研究と比較するために、研究に用いたすべての診断、手順、薬剤、その他のコードのリストを本文および付表、サイト等で提供することを推奨している。

リアルワールドデータ研究の論文投稿 第7章

表 7-3 研究デザイン、セッティング、参加者、変数

STROBE 声明		RECORD 声明	
方法（Methods）			
研究デザイン（Study design）			
No.4	研究デザインの重要な要素（Key elements）を論文の最初の部分で示す。		—
セッティング（Setting）			
No.5	登録、曝露、追跡、データ収集の期間を含む研究のセッティング、実施場所、基準となる日付について明示する。		—
参加者（Participants）			
No.6	適格基準、参加者の母集団、選定方法を明示する。 （a）コホート研究では、追跡方法についても記述する。 ケースコントロール研究では、ケースとコントロールの選択における論拠を示す。	6.1	研究対象集団の選定方法（利用したコードやアルゴリズム）を明確に記載すべき。これができない場合は、説明すべき。
No.6	（b）マッチング研究の場合 コホート研究では、マッチングの基準、曝露群・非曝露群の各人数を記載する。 ケースコントロール研究では、マッチングの基準、ケースあたりのコントロールの人数を記載する。	6.2	対象者選択に用いたコードやアルゴリズムの妥当性研究は、引用すべきである。もし、妥当性検証について研究の中で実施され、他で公表されていない場合は、詳細な方法と結果を提供すべき。
		6.3	もしデータベース同士を結合した研究であれば、データ結合の過程を実証するために、フローダイアグラムまたはその他の図表的表記を用いることを考慮する。
変数（Variables）			
No.7	すべてのアウトカム、曝露、予測因子、交絡因子、効果修復因子を明確に定義する。該当する場合は、診断方法を示す。	7.1	曝露、アウトカム、交絡因子、効果修復因子を分類するために用いたコードやアルゴリズムの完全なリストを提供するべき。

137

データソース／測定方法、バイアス、研究サイズ、量的変数、統計手法について、STROBE 声明の拡張はない（表 7-4）。

表 7-4 データソース／測定方法、バイアス、研究サイズ、量的変数、統計手法

STROBE 声明		RECORD 声明
データソース/測定方法（Data source/Measurement）		
No.8	関連する因子に対して、データソース、測定と評価方法の詳細を示す。2つ以上の群がある場合は測定方法の比較可能性を明示する。	—
バイアス（bias）		
No.9	潜在的なバイアスに対処するために行った措置があればすべて明示する。	—
研究サイズ（Study size）		
No.10	研究サイズがどのように算出されたか説明する。	—
量的変数（Quantitative variables）		
No.11	量的変数を分析でどのように扱ったか説明する。該当する場合、集団がなぜ選ばれたのか記載する。	—
統計手法（Statistical Methods）		
No.12	(a) 交絡因子調整に用いた方法を含め、すべての統計学的方法を示す。 (b) サブグループと交互作用の検証に用いたすべての方法を示す。 (c) 欠損データをどのように扱ったか説明する。 (d) コホート研究において、脱落例をどのように扱ったか説明する。ケースコントロール研究において、ケースとコントロールのマッチングをどう行ったか説明する。横断研究において、サンプリング方式を考慮した分析法について記述する。 (e) あらゆる感度分析の方法を示す。	—

リアルワールドデータ研究の論文投稿　第7章

　データアクセス／データクリーニング方法、データ結合は STROBE にない項目であり、RECORD に固有である（表 7-5）。データベース間の結合に使った変数の報告以外にも、結合方法（決定的リンケージまたは確率的リンケージ）や結合の成功率等に関しても報告を推奨している。研究前に外部の手によってデータ結合が行われた場合の対応にも言及する。

表 7-5 データアクセス／データクリーニング方法、データ結合

STROBE 声明	RECORD 声明	
データアクセス/データクリーニング方法（Data access and cleaning methods）		
—	12.1	著者らは、研究対象集団を作成するために用いたデータベースにどの程度アクセス権をもっていたのかを記述すべき。
	12.2	著者らは、研究で用いたデータクリーニング方法の情報を提供すべき。
データ結合（Linkage）		
—	12.3	研究が、個人レベル、施設レベルなのか、また2つ以上のデータベースを結合したデータなのかを明示すること。データ結合の方法は提供すべき。

（4）結果

　RECORD 声明では、STROBE よりもさらに詳細な対象者に関する記載を要求している（表 7-6）。記述的データ、アウトカムデータ、主な結果、その他の解析について、STROBE 声明の拡張はない（表 7-7）。

139

表 7-6 対象者

STROBE 声明		RECORD 声明
対象者（Participants）		
No.13	(a) 研究の各段階における人数を示す（潜在的な適格者数、適格と判断された人数、研究組み入れ人数、追跡完了人数、最終分析人数）。 (b) 各段階での非参加者理由 (c) フローチャート利用を考慮	13.1 研究の対象者選定のプロセスを詳細に記載する（これには、データの質に基づくフィルタリング、データの利用可能性と結合を含む）。 対象者の選定は本文中とフローダイアグラムの両方またはどちらかにより記載できる。

表 7-7 記述的データ、アウトカムデータ、主な結果、その他の解析

STROBE 声明		RECORD 声明
記述的データ（Descriptive data）		
No.14	(a) 対象者の特徴と曝露や潜在的交絡因子の情報を示す。 (b) 各変数について、データが欠損した対象者数を記載する。 (c) コホート研究において、追跡期間を平均および合計で要約する。	―
アウトカムデータ（Outcome data）		
No.15	・コホート研究において、アウトカムの発生数や summary measure の数値を経時的に示す。 ・ケースコントロール研究において、各曝露カテゴリーの数、または曝露の summary measures を示す。 ・横断研究において、アウトカムの発生数や summary measure の数値を示す。	―
主な結果（Main results）		
No.16	(a) 調整前の推定値と、該当する場合は交絡因子での調整後の推定値、そしてその精度を記述する。どの交絡因子がなぜ調整されたかを明確にする。	―

| | (b) 連続変数がカテゴリー化されているときは、カテゴリー境界を報告する。 | |
| | (c) 相対リスクを意味をもつ期間の絶対リスクに変換することを考慮する。 | |

その他の解析（Other analysis）

| No.17 | その他に行われたすべての分析の結果を報告する。 | — |

(5) 考察

　RECORD 声明では、潜在的なバイアスの存在は通常の観察研究と同様であるが、データベースを用いた観察研究に特有の問題に言及するように求めている（表7-8）。

表 **7-8**　極めて重要な結果、限界、解釈、一般化可能性

STROBE 声明		RECORD 声明	
極めて重要な結果（Key results）			
No.18	研究目的に関する極めて重要な結果について要約する。	—	
限界（Limitations）			
No.19	潜在的なバイアスや精度の問題を考慮して研究の限界を議論する。潜在的なバイアスの方向性と大きさを議論する。	19.1	特定のリサーチ・クエスチョンに答えるために作成または収集されたわけではないデータベースを用いる限界について議論すること。誤分類によるバイアス、未測定の交絡因子、欠損データ、時間によって変化する適格性についての議論を含めること。
解釈（Interpretation）			
No.20	目的、限界、解析の多重性、同様の研究で得られた結果や	—	

	その他の関連するエビデンスを考慮し、慎重で総合的な結果の解釈を記載する。		
一般化可能性（Generalizability）			
No.21	結果の一般化可能性（外的妥当性）を議論する。		—

RECORD 声明では、ハードルが高いことは認めつつ、研究プロトコール、生データ、プログラミングコードの公開を推奨している。とはいえ通常は、生データの提供は無理なので、どのようにアクセスできるかの情報についての情報を提供するにとどめておけばよい。

表 7-9 その他の情報

STROBE 声明		RECORD 声明	
その他の情報（Other information）			
財源（Funding）			
No.22	研究の資金源、本研究における資金提供者の役割を示す。該当する場合、現在の研究のもととなる研究についても同様に示す。	—	
プログラムコード・生データ・プロトコールへのアクセス可能性 （Accessibility of protocol, raw data, and programming code）			
	—	22.1	論文著者らは、研究プロトコール、生データ、またはプログラムコードのような追加情報についてどのようにアクセスできるかに関する情報を提供すべきである。

2 査読への対処法

　RWD を用いた研究論文をジャーナルに投稿した際に、査読者からいただくコメントには一定の傾向がある。もちろん建設的なコメントも多く、それらは論文改稿に大いに役立つ。

　しかし一部にステレオタイプで非建設的なコメントもある。ひとつは「RCT でないからダメ」という紋切型のコメント。もうひとつはデータベースに存在しない変数を列挙し、「未測定交絡があるからダメ」というこれまた非建設的なコメントである。

（1）「RCT でないからダメ」への対処法

　このコメントとともに Reject されてしまうことが少なくない。Reject されれば反論の機会はない。しかし、このコメントとともに major revision で返ってきたら、絶好の反論のチャンスである。

　まず、同じテーマの先行研究に RCT がある場合、たいていそれらは小規模であるか、組み入れ基準が厳格で対象が限定されている。RWD の利点である、大規模かつ広範な対象集団であることをまず強調する。特に、RCT では除外されがちな高齢者も対象に組み入れられていれば、それ自体が大きなアドバンテージである。また、過去の RCT で代替エンドポイントを評価に用いている一方、RWD では死亡という真のエンドポイントを用いていれば、それもアドバンテージである。

　また、RWD 研究は、RCT が実施できない領域でこそ真価を発揮できる。救命救急、外科手術、希少疾患、すでに市販されている医薬品・医療機器等、多くの領域は RCT が極めて困難である。「RCT でないからダメ」と評する RCT 至上主義者は（今後少なくなっていくと考えられるものの）いまだ少なくない。そうした評価に対しては、RCT の実行困難性について論じればよい。

（2）「未測定交絡があるからダメ」への対処法

　観察研究において未測定交絡を防ぐ方法の基本は、先行文献をレビューし、潜在的な交絡となりうる要因の候補をリストアップし、それらのデータを漏れなく収集し、研究デザインや統計解析によってそれらを調整することである。先行文献に明示されてある交絡因子であるにもかかわらず、それらのデータが入手できない場合、研究の大きな限界となる。例えば、肝臓手術のアウトカムを評価する際に、肝機能に関するデータが存在しないことは、無視できない交絡因子となりうる。

　しかし、交絡になるともならないとも不明であるにもかかわらず、データベースに存在しないデータを列挙して、それがないから未測定交絡になるかもしれない、だからダメ、という査読コメントは全くもって非建設的である。そんなことを言い始めたら、無限のデータを収集して、それらをすべて調整しなければならなくなる。

　血液検査や画像診断等検査結果に関するデータは、保険データベースには含まれない。患者レジストリーでも、検査データはあったとしてもごく一部である。電子カルテデータを渉猟しなければ得られないような細かいデータの提示を、査読者が要求してくることがある。ルーチンに行われない検査や重症度評価のデータ提示を求めてくることもある。

　具体例を提示することにより、その対処法を説明しよう。

〈例1〉VA-ECMO 患者の死亡率と VA-ECMO からの離脱率[2]
（ⅰ）投稿論文の概要

　VA-ECMO（venoarterial extracorporeal membrane oxygenation, 静脈脱血－動脈送血体外式膜型人工肺）に関するこれまでの研究は患者背景の異なる小規模研究が多く、死亡率のデータは一致しない。本研究は、DPC データベースを用いて、VA-ECMO を導入された患者の院内死亡率、VA-ECMO からの離脱率、および死亡に関連する要因を明らかにした。

　2010年7月1日から2013年3月31日の期間に心原性ショック、

肺塞栓、低体温、中毒、外傷の病名で VA-ECMO を導入された 19 歳以上の患者 5,263 人のうち、多くは心原性ショックであった（$n = 4,658$）。VA-ECMO を離脱した患者は 3,389 人（64.4%）、VA-ECMO 離脱後に死亡した患者は 1,994 人（37.9%）であった。心原性ショックの患者のうち、心肺停止しなかった患者は心肺停止した患者に比べて死亡率が有意に低かった（70.5% vs. 77.1%，$p < 0.001$）。多重代入法を用いて欠測データを補完した多変量ロジスティック回帰では、高齢、痩せ、高度肥満が院内死亡率と有意に関連していたが、施設別症例数は有意に関連していなかった。

（ii）査読者のコメントとそれらに対する返答

[コメント]

　APACHE-II, inotropic score 等の重症度指標がない。併存症も十分に調整されていない。これらを追加して再分析すべきだ。それができないなら、分析結果に強いバイアスがかかっているので、回帰分析は結果から外すべきだ。

[返答]

　コメントに対して部分的に賛成だが、部分的に反対である。

　APACHE-II が VA-ECMO 患者の重症度指標にはなりえない。心原性ショックで VA-ECMO を導入された患者の多くは、APACHE-II のサブクラスで言えば、平均血圧 ≦ 49mmHg、心拍数 ≦ 38、呼吸数 ≦ 5 回／分（いずれも 4 ポイント）に該当するだろう。そのような指標で重症度を評価しても、ほとんどの患者は重症である。Inotropic score も ECMO 患者の重症度指標にはなりえない。なぜなら ECMO を導入した後、inotrope を使用する必要はなくなるからだ。

　併存症に関するコメントには同意する。そこで改訂稿では、SAVE score for VA-ECMO を用いた。データベースから入手できる情報で SAVE score のサブクラスの多くはスコアを計算可能である。先行研究によって、SAVE score は APACHE-II や SOFA よりも死亡予測の精度が高

いことが報告されている。SAVE score を回帰分析に含めた結果は、オリジナル原稿の結果とほぼ変わりなかった。

なお、この論文は修正後に無事アクセプトされた。

〈例2〉救命救急処置の効果比較を RWD で行った研究例[3]

（i）投稿論文の概要

圧迫止血が困難な体幹部出血に対する大動脈遮断バルーンカテーテル（Resuscitative endovascular balloon occlusion of the aorta, REBOA）と開胸下大動脈遮断術（resuscitative thoracotomy with aortic clamping, RT）の効果を比較した研究である。従来治療である RT に対して、REBOA は近年増加している。しかし、RT と比較した REBOA の優位性は不明である。

DPC データベースを用いて、2010年7月1日から2014年3月31日の期間に、コントロール不良の出血性ショックのある骨盤損傷に対して REBOA もしくは RT を受け、胸部穿通性外傷を受傷していない患者を対象とした。傾向スコアによる調整を行い、院内死亡率や他のアウトカムを REBOA 群（$n = 191$）と RT 群（$n = 68$）で比較した。

傾向スコアによる調整後の Cox 回帰では、両群の死亡率に有意差は認めなかった（ハザード比 0.94、95％信頼区間 0.60 − 1.48）。人工呼吸器離脱期間（ventilator-free days）、集中治療室滞在日数、総輸液量、総輸血量、入院費用について、いずれも両群間に有意差は認めなかった。

（ii）査読者のコメントとそれらに対する返答

［コメント1］

イントロデューサーのシースのサイズは？　デバイスはどのように留置され確認されたのか？その施術は誰がやったのか？（外科医、救急医、放射線科医？）

受傷から出血コントロールまでにかかった時間、大動脈遮断時間、遮断部

位の情報は？

[コメント2]

　Injury Severity Score（ISS）の情報はないのか？　なければ未測定交絡となる。

[コメント1への返答]

　通常、REBOAのアクセスは大腿動脈から、カテーテルサイズは10Frであり、他のアクセスやカテーテルサイズは稀である。日本では救急医がREBOAを行うことが一般的である。

　出血コントロールまでにかかった時間、大動脈遮断時間、遮断部位の情報はデータベースにないので、limitationに追記した。

[コメント2への返答]

　ISSの情報はデータベースにない。改訂稿では、ISSではなく、データベースから入手できる情報で計算できる指標であるTrauma Mortality Prediction Model based on ICD-9（TMPM-ICD9）を用いた。先行研究によって、TMPM-ICD9はISSをはじめとする他の重症度指標よりも死亡予測の精度が高いことが報告されている。TMPM-ICD9を傾向スコアによる調整に含めた結果は、オリジナル原稿の結果とほぼ変わりなかった。

　この論文も無事アクセプトされた。

　実際のところ、コメント1で示されたデータはデータベースにひとつも存在しない。しかし、いずれも交絡因子とはいいがたい。「データがない」、即、「未測定交絡」と考えるのは誤りである。シースのサイズ、デバイスの位置、確認方法等はREBOAにのみ関係する事柄であって、RTとは関係がない。仮に、RTは救急医、REBOAは放射線科医、というように施術者が違っていたとしても、それ自体は何も問題にはならない。施術者の違いも含めて、「救急医がやるRT」と「放射線科医がやるREBOA」を比較していることになるし、それで十分だからである。「出血コントロールまでにかかった時間、大動脈遮断時間、遮断部位」といった情報は、治療選択とアウ

トカムに挟まれる中間因子である。中間因子は調整しなくてもよい、それどころか、調整すると治療効果の推計値をゆがめてしまう。

要するに、コメント1は全く失当である。limitationに追記する必要もないのだが、アクセプトされることを重視して、追記することにした。

（ⅲ）読者からのお便りとそれに対する返答

さて、上記の論文が出版された後、読者から散文のお便り（correspondence）をいただいた[4]。

コメントは主に4つ。1つ目、適応交絡が調整できていないのでは？　2つ目、治療が始まる前に死んでしまう生存バイアス（survival bias）があるのでは？　3つ目、バイアスを軽減する最も強力な戦略はランダム化比較試験である。4つ目、REBOAの研究者はFrank Butlerの言葉をいつも思い返すべきだ：「エビデンスは外傷治療の進歩を促すことはない。人々は必ずそれをやる（Evidence does not drive advances in trauma care. People do that.）」

決してうんざりしてはならない。査読者のコメントだけでなく、読者からのお便りにも、冷静かつ誠意をもって答えなければならない。不当なコメントに対しては、丁寧かつ真摯に、正当な理由に基づく反論で倍返しすればよいだろう。

我々は以下のような返信した[5]。

1つ目、2つ目の指摘に対してはすでに論文中で対処済みである。骨盤骨折による外傷性出血性ショック患者に対象を絞っている。穿通性胸部外傷は除いている。入院時の心肺停止を含め患者の背景因子を傾向スコアで調整している。入院時心肺停止患者を除いた感度分析も行い、結果は主解析と同じであった。

3つ目に対しては次のように答えた：「バイアスを軽減する最も強力な戦略はランダム化比較試験である、という彼らの意見に同意する。彼らが自らやればよかろう（we hope that they will do this themselves）」

4つ目のナンセンスなコメントに対しては次のように答えた：

リアルワールドデータ研究の論文投稿　第7章

「Frank Butler のセリフはここでは重要ではない。医師はいつも自身の診療を反省し、最良の診療を行うために科学的根拠に基づく知見を常に取り入れなければならない（Doctors should always reconsider their practice and update their knowledge based on evidence for best practice.）

〈例3〉VA-ECMO を要するショック患者に対する早期経腸栄養の効果[6]

（ⅰ）初回投稿時の論文の概要

　本研究は VA-ECMO（静脈脱血・動脈送血体外式膜型人工肺）を要するショック患者に対する早期経腸栄養と非早期経腸栄養のアウトカムを比較することを目的とした。2010 年 7 月から 2016 年 3 月までに、2 日以上VA-ECMO を受けた心原性もしくは閉塞性ショック患者を対象とした。VA-ECMO 開始から 3 日以内に経腸栄養を投与された群を早期経腸栄養群とし、4 日以降を非早期経腸栄養群とした。アウトカムを 28 日死亡とした。1：3 傾向スコアマッチングにより早期経腸栄養群 266 名、非早期経腸栄養群 798 名を抽出した。早期経腸栄養群は非早期経腸栄養群と比較して有意に低い 28 日死亡率と関連していた（絶対リスク差、–8.4%；95% 信頼区間、–15.1 to –1.6%）。肺炎及び腸管虚血の発生は群間で有意差を認めなかった。

（ⅱ）査読者のコメント

　本論文を『Intensive Care Medicine』という集中治療領域のトップジャーナルに投稿したら、複数の査読者から辛辣なコメントを受け取った。コメントを要約すると以下のとおりである。

［コメント 1］

　このような後ろ向き観察研究には 2 つの主な問題がある。データの信頼性と傾向スコアの妥当性である。特に傾向スコアを推計するために必要な関連データがデータベースに十分に含まれない場合は問題である。もしデータベースの信頼性が低く、傾向スコアがうまく推計されていなければ、その分析には何の価値もない。本研究では、APACHE スコアや SAP スコア等、

149

患者の重症度に関するデータがないため、最終的な結果が重症度の違いによるものなのか、経腸栄養導入の遅れによるものなのかはわからない。

[コメント2]

　時間依存性交絡（time-varying confounding）に対処していない。例えば周辺構造モデル（marginal structural model）を用いて、時間依存性交絡を調整しない限り、結果は非常に疑わしいままである。

[コメント3]

　このような観察研究の結果は、単なる偶然の産物かもしれない。

[コメント4]

　早期経腸栄養の定義が一般的でない。通常は48時間以内である。

[コメント5]

　経腸栄養の量に関するデータが無いことは限界である。

[コメント6]

　早期経腸栄養が死亡率にどのような影響を与えるのか（感染症の減少、消化管合併症の減少、代謝性合併症の減少等？）、不明である。経腸栄養が早いか遅いかだけで、死亡率にどのような影響があるのか理解しがたい。

[コメント7]

　ドパミンが非常に頻繁に使用されているが、最近のECMOを行っているほとんどのICUではあまり一般的ではないだろう。ECMO使用前にIABPを使用していた患者の割合も非常に高いが、これは2012年にIABP使用の推奨度がすでに引き下げられていることと反しており、驚くべきことである。

　よくもrejectではなく、major revisionにとどまったものである。Killer phraseが目白押しである。心が折れそうになるが、踏みとどまり、がんばってreviseするしかない。建設的なコメントには確実に応えて、論文の内容をブラッシュアップする。非建設的なコメント、難癖コメントには、正当で説得力のある反論で返すことが、鉄則である。

　コメント1、2は厳しいものの建設的である。特にコメント2は、かな

リアルワールドデータ研究の論文投稿　第7章

りハイレベルな統計解析を求めている。コメント3は「観察研究だからダメ」といったたぐいの非建設的コメントである。コメント4、5、6はさほど厳しくなく、対応は可能である。コメント7はやや難癖のような印象である。

（ⅲ）査読コメントへの返答

［コメント1への返答］

　我々が使用したDPCデータベースが信頼できることは立証されている。先行のバリデーション研究では、記録された診断名と処置名の感度は中等度、特異度はかなり高いことが示されている。

　我々は傾向スコアを推計するために、既に様々な変数を投入している。改訂稿ではさらにSAVEスコアも含めた。SAVEスコアに含まれる変数は、年齢、性別、入院時の体重、慢性腎不全の併存、ECMO前の心外急性臓器不全（肝不全、中枢神経系障害、急性腎不全）、ECMO前の心停止、VA-ECMO前の人工呼吸管理の期間である。さらに我々は、カテコラミン（ノルアドレナリン、ドパミン、ドブタミン、アドレナリン、バソプレシン）の投与量、輸血量（赤血球、FFP、血小板）、輸液量も傾向スコアを推計するモデルに投入した。

［コメント2への返答］

　ベースライン変数と時間依存性交絡を調整するために、統計解析は傾向スコアマッチングから、傾向スコア逆確率重み付けを用いた周辺構造モデルに変更した。時間依存性交絡の変数として、日毎のカテコラミン使用量、輸血量、輸液量等の情報をデータベースから抽出した。

　結果の記載を次のように修正した：「周辺構造モデルにより時間依存性交絡を調整した解析では、早期経腸栄養群において有意に低い院内死亡（ハザード比0.78、95%信頼区間0.62〜0.98）を認めた。」

［コメント3への返答］

　我々は、早期経腸栄養群と非早期経腸栄養群との間の患者特性の違いを可能な限り調整し、早期経腸栄養が死亡率と有意に関連していることを示し

た。この手順により、われわれが観察したことは偶然の産物ではないことが示された。

[コメント4への返答]

　VA-ECMO開始から2日以内に経腸栄養を投与された群を早期経腸栄養群と再定義した。その結果、早期経腸栄養群は220名に減少した。

[コメント5への返答]

　データベースからは、各日における経腸栄養の実施の有無に関するデータは得られた。しかし、経腸栄養の量や総カロリー量に関する情報は存在しない。これらは限界として考察に追記した。

[コメント6への返答]

　我々は、早期経腸栄養が死亡率にどのような影響を及ぼしうるかについて、可能性のある説明を次のように考察に加えた：「経腸栄養は、消化管粘膜の健全性、粘膜の免疫機能、組織修復反応の改善と関連していると報告されている。このような改善が、本研究の早期経腸栄養群における死亡率の低下に寄与している可能性がある。」

[コメント7への返答]

　査読者が勤める病院のICUでは、ドパミンの使用は一般的でないかもしれない。だからといって、他のICUでも一般的でないとは限らない。どの国でも、実際の臨床現場のプラクティスは、必ずしもガイドラインと一致しているとは限らない。我々のデータは全国的なリアルワールドデータベースに基づいている。我々のデータが査読者にとって驚くべきものであろうとなかろうと、それは日本の診療の実態を反映している。

　本論文はその後、無事に『Intensive Care Medicine』に掲載された。

3 リアルワールドデータから エビデンスを生み出す力

　RWD を収集できたとしても、そこからどうやってうまくエビデンスを生み出すか、その方法論の課題はまだ山積している。RWD からエビデンスを生み出すには、RWD を土台として、図 7-1 に示す 5 つの学力が求められる。
　（ⅰ）クリニカル・クエスチョンを生み出す臨床医学力
　（ⅱ）研究デザインを構築する疫学力
　（ⅲ）データをハンドリングする医療情報学力
　（ⅳ）後向き観察データを分析する統計学力
　（ⅴ）結果をまとめる論文執筆力
とりわけ(ⅰ)(ⅱ)(ⅴ)が重要である。これらはすべての臨床研究について必要不可欠な能力である。RWD 研究では、これらに加えて(ⅲ)(ⅳ)が必要である。
　臨床研究で最も大事なことは、クリニカル・クエスチョンを立て、入手可能なデータによって検証可能なリサーチ・クエスチョンに磨き上げる研究デザイン力である。
　また、RWD を効率的に管理し、個別の研究テーマに沿ったデータセットを抽出するといった、データベース・マネジメントの技術も必須である。

図 7-1　リアルワールドエビデンスを生むために必要な 5 つの学力

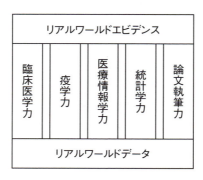

症例数が桁外れに多いといっても、研究デザインは後向き観察研究であるため、交絡等のバイアスの影響を可能な限り適切に調整しなければならない。そのための統計学の技術も必須である。

　すなわちRWD研究は、臨床医学、疫学、統計学、医療情報学等の多くの領域にまたがる学際研究である。これら複数の領域の研究者たちが共同参画する研究体制の整備が必須である。

　データ収集・管理を円滑化し、若手研究者を育成してデータ利用者数を拡大することが急務である。それらによって、我が国発のエビデンスを量産し、実地の臨床や医療政策に活かす恒久的なシステムを構築することが、今後さらに重要となる。

| Column |

リアルワールドデータ研究を学ぶ機会

　リアルワールドデータ研究について深く学ぶためには、日本臨床疫学会[3]へのご入会をぜひお薦めする。日本臨床疫学会は、「臨床研究で医療を元気にする」というキャッチフレーズのもと、2016年12月に発足した新しい学会である。「クリニカル・マインドとリサーチ・マインドを持つ医療者による質の高い研究を、ビッグデータを活用した研究等の振興と研究人材育成を通じて推進し、現在の医療が直面する諸課題の解決に貢献する」というミッションを掲げている。医療現場で生まれる疑問や問題意識から発するリサーチ・クエスチョンに応える研究、リアルワールドデータを活用した研究結果を医療現場や政策に還元し「医療を変える」研究、等の振興を図っている。年1回の学術大会は、リアルワールドデータを用いた臨床研究、観察研究における統計手法等をテーマにしたシンポジウム、教育講演、ハンズオンセミナー、研究実践ワークショップ等魅力的なコンテンツが満載である。

---

*3：http://www.clinicalepi.org/

リアルワールドデータ研究の論文投稿　第7章

　また、奈良県立医科大学の今村知明教授（公衆衛生学）が中心となり、NDB の分析に関わるユーザーを対象とする「NDB ユーザー会」[*4] が 2019 年に発足した。本会は、NDB の分析方法に関する知識及び技術の開発、健全な普及を図るとともに、NDB の利用環境の向上に関する調査、研究及び提言を行うことにより、NDB の利活用を促進し、臨床研究や行政施策へ貢献することを目的とする。主な活動は、会員との交流活動及び情報交換や研究会の開催等である。NDB に関心のある方々はぜひご入会をお薦めする。

文献

1. Langan SM, et al. Setting the RECORD straight: developing a guideline for the REporting of studies Conducted using Observational Routinely collected Data. Clin Epidemiol 2013 ; 5 : 29-31.

2. Aso S, et al. In-hospital mortality and successful weaning from venoarterial extracorporeal membrane oxygenation: analysis of 5,263 patients using a national inpatient database in Japan. Crit Care 2016 ; 20 : 80.

3. Aso S, et al. Resuscitative endovascular balloon occlusion of the aorta or resuscitative thoracotomy with aortic clamping for noncompressible torso hemorrhage: A retrospective nationwide study. J Trauma Acute Care Surg 2017 ; 82 : 910-914.

4. Manzano Nunez R, et al. Indication and survival bias: Threats to resuscitative endovascular balloon occlusion of the aorta outcomes research. J Trauma Acute Care Surg 2018 ; 84 : 214.

5. Aso S, et al. Re: Indication and survival bias: Threats to Resuscitative Endovascular Balloon Occlusion of the Aorta (REBOA) outcomes research. J Trauma Acute Care Surg 2018 ; 85 : 1132.

6. Ohbe H, et al. Early enteral nutrition for cardiogenic or obstructive shock requiring venoarterial extracorporeal membrane oxygenation: a nationwide inpatient database study. Intensive Care Medicine 2018 ; 44 : 1258-1265.

*4 : http://square.umin.ac.jp/ndb/

URL 一覧

レジストリー関連

1. CIN 中央支援事業・レジストリー調査・検索システム
   https://cinc.ncgm.go.jp/search/
2. 国立がん研究センターがん対策情報センター「がん統計」
   http://ganjoho.jp/reg_stat/
3. 匿名感染症関連情報の第三者提供の利用に関するホームページ
   https://www.mhlw.go.jp/stf/seisakunitsuite/bunya/kenkou_iryou/kenkou/kekkaku-kansenshou/idb_index.html
4. 指定難病患者データ及び小児慢性特定疾病児童等データの第三者提供に関するホームページ
   https://www.mhlw.go.jp/stf/nanbyou_teikyo.html
5. National Clinical Database（NCD）
   http://www.ncd.or.jp/
6. 日本整形外科学会症例レジストリー（JOANR）
   https://www.joanr.org/
7. 診療録直結型全国糖尿病データベース事業（J-DREAMS）
   http://jdreams.jp/
8. 日本 ICU 患者データベース（JIPAD）
   https://www.jipad.org/
9. 日本外傷データバンク
   https://www.jtcr-jatec.org/traumabank/index.htm
10. 日本救急医学会関東地方会 SOS-KANTO 2017
    http://jaam-kanto.umin.ne.jp/sos_kanto.html

保険データベース関連

1. 社会保険診療報酬支払基金　電子レセプトの作成
   https://www.ssk.or.jp/smph/seikyushiharai/iryokikan/iryokikan_02.html
2. 診療報酬情報提供サービス
   https://shinryohoshu.mhlw.go.jp/shinryohoshu/
3. 一般財団法人医療情報システム開発センター（MEDIS-DC）
   https://www.medis.or.jp/
4. 【NDB】匿名医療保険等関連情報データベースの利用に関するホームページ
   http://www.mhlw.go.jp/stf/seisakunitsuite/bunya/kenkou_iryou/iryouhoken/reseputo/index.html
5. NDB オープンデータ分析サイト
   https://www.mhlw.go.jp/ndb/opendatasite/
6. 匿名介護情報等の提供について
   https://www.mhlw.go.jp/stf/shingi2/0000198094_00033.html
7. 介護 DB オープンデータ
   https://www.mhlw.go.jp/stf/seisakunitsuite/bunya/hukushi_kaigo/kaigo_koureisha/nintei/index_00009.html
8. JMDC
   https://www.jmdc.co.jp/

URL 一覧

9. DeSC ヘルスケア
   https://desc-hc.co.jp/
10. DPC 導入の影響評価に係る調査
    http://www.mhlw.go.jp/bunya/iryouhoken/database/sinryo/dpc.html
11. 匿名診療等関連情報の提供に関するホームページ
    https://www.mhlw.go.jp/stf/seisakunitsuite/bunya/kenkou_iryou/iryouhoken/dpc/index.html
12. 循環器疾患診療実態調査（JROAD）
    https://www.j-circ.or.jp/jittai_chosa/

その他

1. MID-NET の利活用を検討又は利活用中の方向け情報
   https://www.pmda.go.jp/safety/mid-net/0002.html
2. STROBE（STrengthening the Reporting of OBservational studies in Epidemiology）
   http://www.strobe-statement.org
3. RECORD（REportingof studies Conducted using Observational Routinely-collected health Data）
   http://www.equator-network.org/reporting-guidelines/record/
4. 日本臨床疫学会
   http://www.clinicalepi.org/
5. NDB ユーザー会
   http://square.umin.ac.jp/ndb/

URL 一覧は左の QR コード、もしくは弊社ウェブサイトからでもアクセスできます。

http://www.kinpodo-pub.co.jp/rwd/

索引

あ
アカデミック・レジストリー 24, 32

い
一般化可能性 9
医薬品医療機器総合機構 93
医薬品の製造販売後の調査および
試験の実施の基準に関する省令 102
医療経済評価 107
医療情報データベースシステム 93
医療ビッグデータ 2
陰性的中率 82

え
エンドポイント 9

お
オーバーラップ重み付け法 124

か
介護 DB 56
介護 DB オープンデータ 56
介護保険総合データベース 56
介護レセプト情報 58
外的妥当性 9
外部対照 108
仮名加工医療情報 99
患者基本情報 67
患者レジストリー 3, 24
感度 82
がん登録 26

き
既使用者バイアス 130
逆確率による重み付け法 124

く
組入基準 9
クリニカル・クエスチョン 112
クローン−打ち切り−重み付けデザイン ... 131

け
傾向スコア 124
傾向スコア・マッチング 124
傾向スコアによる重み付け 124
傾向スコアによる調整 124
傾向スコア分析 124
欠損値 127

こ
公的レジストリー 24, 26
交絡因子 6
国立病院機構データベース 94
コンタミネーション 10
コンプライアンス 9

し
次世代医療基盤法 98
質調整生存年 107
指定難病患者データベース 30
至適基準 82
重回帰 123
小児慢性特定疾病児童等データベース ... 30
除外基準 9
真のエンドポイント 9
診療行為明細情報 67
診療報酬明細書 45
診療録直結型全国糖尿病データベース
事業 34

そ
操作変数法 125
増分費用効果比 107
測定されている交絡 124

160

た

代替エンドポイント ……………… 9
多重代入法 ……………… 127
妥当性 ……………… 82
多変量回帰分析 ……………… 123
多目的臨床データ登録システム …… 34

て

適応交絡 ……………… 6, 122
電子カルテ ……………… 5, 92

と

特異度 ……………… 82
徳洲会メディカルデータベース …… 95
匿名医療保険等関連情報データベース … 48
匿名加工医療情報 ……………… 98
匿名感染症関連情報データベース …… 27
匿名診療等関連情報データベース …… 67

な

内的妥当性 ……………… 6

に

日本 ICU 患者データベース …… 34
日本外傷データバンク ……………… 35
日本整形外科学会症例レジストリー … 34
日本臨床疫学会 ……………… 154
認定匿名加工医療情報作成事業者 … 98

は

バリデーション研究 ……………… 81

ふ

不死時間バイアス ……………… 130
プラグマティック臨床試験 …… 14
プラシーボ（偽薬）効果 ……………… 7

ほ

保険データベース ……………… 4, 44

ま

マックドクターズ ……………… 34

み

未測定交絡 ……………… 124

ゆ

有効性 ……………… 12
有用性 ……………… 12

よ

要介護認定情報 ……………… 58
様式 1 ……………… 67, 68
陽性的中率 ……………… 82

ら

ランダム化比較試験 ……………… 6, 102

り

リアルワールドデータ ……………… 3
リサーチ・クエスチョン ……………… 113
リスク調整 ……………… 119
臨床研究デザイン ……………… 112

れ

レセプト ……………… 45

ろ

ロジスティック回帰 ……………… 123

A

active comparator ……………… 130
administrative claims database …… 4, 44

C

causal estimand ……………… 130
Charlson Comorbidity Index ……… 121
clone-censor-weight design …… 131
compliance ……………… 9

confounding by indication	6
confounding factor	6
contamination	10
Cox regression	123
Cox 回帰	123
CQ (clinical question)	112

D

DeSC データ	63
DPC (Diagnosis Procedure Combination)	67
DPCDB	67
DPC データ	67
DPC 導入の影響評価に係る調査	67

E

effectiveness	12
efficacy	12
EF ファイル	67, 70
EMR (electronic medical records)	5, 92
endpoint	9
exclusion criteria	9
external validity	9

F

FINER	113

G

generalizability	9
gold standard	82
GPSP 省令	102
GRADE (Grading of Recommendations Assessment Development and Evaluation)	20

H

Hospital Frailty Risk Score	121
H ファイル	71

I

ICER (incremental cost-effectiveness ratio)	107
immortal times bias	130
inclusion criteria	9
instrumental variable method	125
internal validity	6
inverse probability of weighting	124

J

J-DREAMS (Japan Diabetes compREhensive database project based on an Adcanced electronic Medical record System)	34
JIPAD (Japanese Intensive care Patient Database)	34
JMDC Claims Database	61
JMDC 医療機関データベース	61
JMDC データ	61
JOANR (Japanese Orthopaedic Association National Registry)	34

L

LIFE 情報	59
logistic regression	123

M

MAR (missing random)	127
MCAR (missing completely at random)	127
MCDRS (Multi-purpose Clinical Data Repository system)	34
measured confounders	124
MID-NET (Medical Information Database Network)	93
MNAR (missing not at random)	127
multiple imputation	127
multiple regression	123
multivariable regression analysis	123

N

NCD (National Clinical Database) 32
NDB (National Database of Health
Insurance Claims and Health
Checkup) 48
NDB オープンデータ 53
NDB ユーザー会 155
new user 131
NPV (negative predictive value) 82

O

overlap weighting 124

P

patient registry 3, 24
PCT (pragmatic clinical trial) 14
PE (I) CO 113
PMDA (Pharmceuticals and Medical
Devices Agency) 93
PPV (positive predictive value) 82
prevalent user bias 130
propensity score 124
propensity score adjustment 124
propensity score matching 124

Q

QALYs (quality-adjusted life years) 107

R

RCT (randomized controlled trial) 6, 102
RECORD (Reporting of studies
Conducted using Observational

Routinelycollected Data) 134
RQ (research question) 113
RWD 3

S

sensitivity 82
specificity 82
SS-MIX (Standard Structured Medical
Information eXchange) 92
SS-MIX2 標準化ストレージ 93
STROBE (Strengthen the Reporting
of Observational Studies
in Epidemiology) 134
surrogate endpoint 9

T

target trial emulation 128
true endpoint 9

U

unmeasured confounders 124
unmet medical needs 103

V

validation study 81
validity 82

W

weighting 124

著者紹介

康永 秀生 （やすなが ひでお）

東京大学大学院 医学系研究科 公共健康医学専攻 臨床疫学・経済学教授
1994年　東京大学医学部医学科卒
日本臨床疫学会理事・上席専門家、Annals of Clinical Epidemiology 編集長
著書に『必ずアクセプトされる医学英語論文－完全攻略 50 の鉄則』『できる！臨床研究－最短攻略 50 の鉄則』『できる！傾向スコア分析－SPSS, Stata, R を用いた必勝マニュアル』（すべて金原出版）など。

超入門！スラスラわかる リアルワールドデータで臨床研究 第2版

2019 年 8 月 5 日	第 1 版 第 1 刷
2022 年 6 月 15 日	第 1 版 第 4 刷
2025 年 1 月 23 日	第 2 版 第 1 刷 ©

著　　者	康永秀生　YASUNAGA, Hideo
発行者	宇山閑文
発行所	株式会社金芳堂
	〒606-8425 京都市左京区鹿ヶ谷西寺ノ前町34番地
	振替　01030-1-15605
	電話　075-751-1111（代）
	https://www.kinpodo-pub.co.jp/
デザイン	佐野佳奈
組　　版	株式会社データボックス
印刷・製本	モリモト印刷株式会社

落丁・乱丁本は直接小社へお送りください. お取替え致します.

Printed in Japan
ISBN978-4-7653-2022-1

JCOPY ＜（社）出版者著作権管理機構 委託出版物＞
本書の無断複写は著作権法上での例外を除き禁じられています. 複写される
場合は, そのつど事前に,（社）出版者著作権管理機構（電話 03-5244-5088,
FAX 03-5244-5089, e-mail: info@jcopy.or.jp）の承諾を得てください.

●本書のコピー, スキャン, デジタル化等の無断複製は著作権法上での例外
を除き禁じられています. 本書を代行業者等の第三者に依頼してスキャンや
デジタル化することは, たとえ個人や家庭内の利用でも著作権法違反です.